Hefte zur Zeitschrift „Der Unfallchirurg“

Herausgegeben von:
L. Schweiberer und H. Tscherne

231

Ulrich H. Brunner

Segmenttransport am Marknagel bei langen Tibiaschaftdefekten

Geleitwort von L. Schweiberer

Mit 34 Abbildungen, teilweise in Farbe
und 23 Tabellen

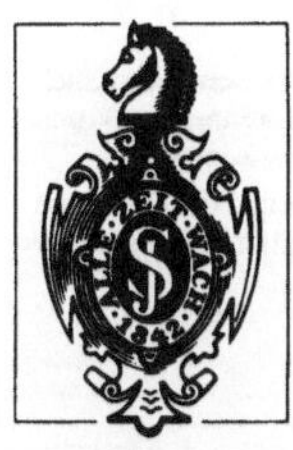

Springer-Verlag
Berlin Heidelberg New York
London Paris Tokyo
Hong Kong Barcelona
Budapest

Reihenherausgeber

Professor Dr. Leonhard Schweiberer
Direktor der Chirurgischen Klinik und Poliklinik
Klinikum Innenstadt, Universität München
Nußbaumstraße 20, D-80336 München

Professor Dr. Harald Tscherne
Medizinische Hochschule, Unfallchirurgische Klinik
Konstanty-Gutschow-Straße 8, D-30625 Hannover

Autor

Priv.-Doz. Dr. med. Ulrich H. Brunner
Chirurgische Klinik und Poliklinik
Klinikum Innenstadt, Universität München
Nußbaumstraße 20, D-80336 München

ISBN-13:978-3-540-58167-3

Die Deutsche Bibliothek – CIP-Einheitsaufnahme

[Der Unfallchirurg/Hefte] Hefte zur Zeitschrift "Der Unfallchirurg". - Berlin; Heidelberg; New York; London; Paris; Tokyo; Hong Kong; Barcelona; Budapest: Springer.
Früher Schriftenreihe
Bis 226 (1992) u.d.T.: Hefte zur Unfallheilkunde
Fortlaufende Beil. zu: Der Unfallchirurg
NE: HST

231. Brunner, Ulrich H.: Segmenttransport am Marknagel bei langen Tibiaschaftdefekten. - 1994

Brunner, Ulrich H.: Segmenttransport am Marknagel bei langen Tibiaschaftdefekten: biologische Grundlagen, tierexperimentelle Ergebnisse, klinische Relevanz; mit 16 Tabellen/Ulrich H. Brunner. Mit einem Geleitw. von L. Schweiberer. - Berlin; Heidelberg; New York; London; Paris; Tokyo; Hong Kong; Barcelona; Budapest: Springer, 1994
Hefte zur Zeitschrift "Der Unfallchirurg"; 231)
ISBN-13:978-3-540-58167-3 e-ISBN-13:978-3-642-85158-2
DOI: 10.1007/978-3-642-85158-2

Satz: M. Masson-Scheurer, D-66424 Homburg/Saar
Herstellung: Firma PRO EDIT GmbH, D-69126 Heidelberg
SPIN: 10077766 24/3130-5 4 3 2 1 0 - Gedruckt auf säurefreiem Papier

Geleitwort

Große knöcherne Defekte des Tibiaschaftes – traumatisch oder tumorbedingt – bergen eine Menge therapeutischer Probleme in sich, von der mehrfachen Eigenknochentransplantation bis hin zur Weichteilrekonstruktion durch gefäßgestielten Muskelhauttransfer. Die Kenntnisse über die autologe Spongiosaübertragung in Verbindung mit stabilisierenden Osteosyntheseverfahren – ganz besonders mit Fixateur-externe-Systemen – haben in den letzten Jahrzehnten auch in oft aussichtslosen Situationen den Extremitätenerhalt ermöglicht, der Segmenttransport nach Ilizarov hat die therapeutische Bandbreite noch wesentlich erweitert.

Wie allen Pioniertaten folgen deren Weiterentwicklung und Perfektionierung. Hat Ilizarov mit dem äußeren Ringfixateur und seiner Theorie von der Unberührbarkeit des Markraumes und seiner Gefäße den Beweis erbracht, daß Überbrückungen von großen knöchernen Defekten durch Segmenttransport und spontane periostale und endostale Osteogenese unter kontinuierlicher Distraktion möglich sind, so konnte von U. Brunner nun mit seiner experimentellen Arbeit zum Segmenttransport bei liegendem Marknagel gezeigt werden, daß Osteogenese und damit Defektauffüllung trotz Verletzung der Markraumes möglich ist, wenn die Distraktion in einer bestimmten, der Osteogenese nicht enteilenden Zeit erfolgt. Damit ist nicht nur der Weg zu einem höheren Komfort für den Patienten geebnet, auch die Bewertung der Vaskularität und der Distraktionsosteogenese – einer angiogenen Knochenneubildung – bestätigt unser Wissen aus der Angioarchitektonik des Knochens und deren reparativer Fähigkeit. Die Distraktionsosteogenese wird durch den Markraumnagel, sofern seine Dimension den biologischen Gesetzmäßigkeiten des Knochens angepaßt ist, nicht gestört.

Daß die experimentellen Ergebnisse in die Klinik übertragbar sind, wurde zwischenzeitlich vielfach bewiesen. Damit hat einmal mehr ein experimenteller Ansatz unmittelbare Rückwirkung auf die Patientenbehandlung erfahren und die Unverzichtbarkeit experimenteller Forschung bewiesen. Auch dafür haben sich Sorgfalt und Mühen des Autors gelohnt.

München, Januar 1994 L. Schweiberer

Inhaltsverzeichnis

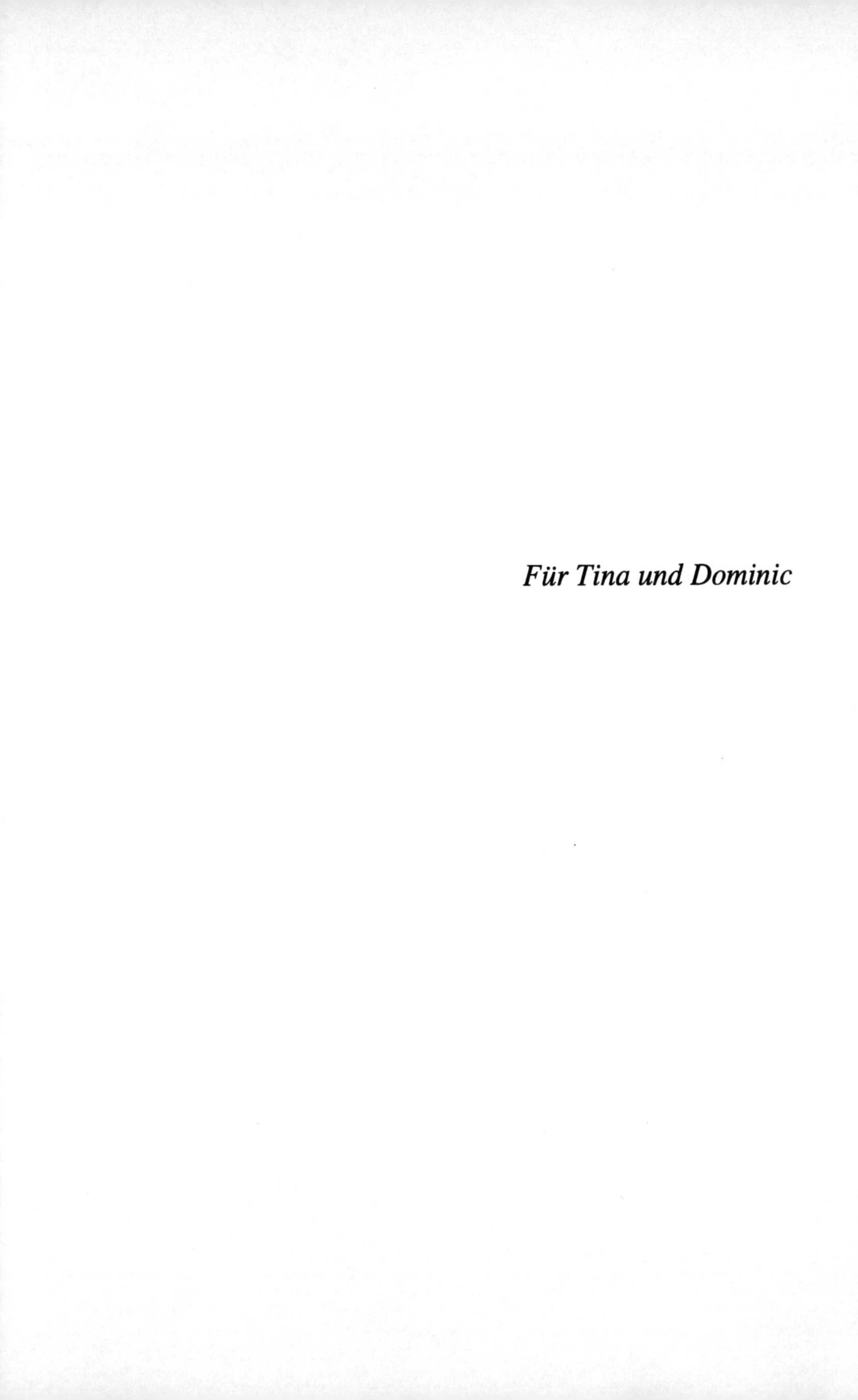

Für Tina und Dominic

1 Einleitung

Ausgedehnte Tibiaschaftdefekte zu rekonstruieren ist anspruchsvoll, langwierig und belastend für Patient und Chirurg. Aufwendige und ausgedehnte Operationen setzen voraus, daß ein für den Patienten funktionell befriedigendes Ergebnis mit schmerzfreiem und belastungsfähigem Bein in akzeptabler Zeit, mit akzeptablem Aufwand und mit möglichst wenigen Komplikationen erreicht werden kann. Jeder therapeutische Schritt muß an diesem Gesamtziel gemessen werden. Es ist daher entscheidend, die Leistungsfähigkeit und Risiken verschiedener Methoden einzuschätzen und die Techniken zu verbessern. Die Methoden der Distraktionsosteogenese gewinnen derzeit in der Klinik zunehmend an Bedeutung. Hier bieten sich neue Möglichkeiten zur osteologischen Grundlagenforschung. Außerdem können bewährte operativ-technische Verfahren problemorientiert mit den zunehmend besser verstandenen Möglichkeiten der Distraktionsosteogenese kombiniert werden.

In der vorliegenden experimentellen Arbeit soll zur Überbrückung ausgedehnter Tibiaschaftdefekte die Verriegelungsnagelung ohne Aufbohren mit einer Segmentverschiebung kombiniert und hinsichtlich ihrer biologischen Leistungsfähigkeit überprüft werden. Bei guter biologischer Leistungsfähigkeit wird dann ein klinisches Konzept sowie ein Prototyp entwickelt werden. Die Indikation zur Anwendung des neuen Verfahrens muß in der Klinik abgegrenzt werden.

2 Allgemeiner Teil

2.1 Der Schaftdefekt, klinisches Problem

Knöcherne Substanzdefekte langer Röhrenknochen, insbesondere der Tibia, sind in seltenen Fällen angeboren (Pseudarthrose) (Weiland et al. 1990), meist jedoch erworben. Erworbene Defekte können einen Großteil der Länge des Knochens betreffen. Sie entstehen entweder primär in Folge von Rasanztraumen, z.B. im Verkehr, sekundär durch Infektion oder Nekrose devitalisierter Knochenfragmente (Schuind et al. 1989) oder bei Resektion von Knochentumoren im Rahmen einer extremitätenerhaltenden Therapie mit Zytostase (Delloye et al. 1988). Posttraumatische Defekte sind oft begleitet von ausgedehnten Narbenbildungen und Minderdurchblutungen, sei es durch primäre Weichteilschädigung oder nach operativer Freilegung (Eitel u. Schweiberer 1983). Im Rahmen einer Tumorresektion kann die begleitende Chemo- oder Radiotherapie die vaskuläre oder zelluläre Heilung erschweren. Derartige Substanzdefekte heilen nicht spontan und müssen rekonstruiert werden. Ihre Therapie ist langwierig, komplikationsreich und erfordert in der Regel wiederholte Eingriffe über mehrere Jahre (Kunze et al. 1986; Nusbickel et al. 1989; Weiland et al. 1990).

2.2 Behandlungskonzepte

Zur Rekonstruktion derartiger Defekte stehen verschiedene Behandlungskonzepte zur Verfügung. Das Vorgehen ist abhängig von der Knochenart, der Lokalisation, Größe und Genese des Defektes, oder dem begleitenden Weichteilschaden. Zur knöchernen Heilung in komplexen Defektzonen werden verschiedene biologische Bedingungen gefordert: Absolute Stabilität und Kompression gelten als Voraussetzung zur Einheilung und zur biologischen Neuorganisation des Transplantates (Müller et al. 1991). Eine gute Vaskularisation kennzeichnet ein sog. ersatzstarkes Lager mit der Möglichkeit zur Einheilung auch eines geringer osteoinduktiven Transplantates (Lexer 1924). Die Behandlungstaktik soll die jeweils optimalen Bedingungen herstellen.

2.2.1 Implantate

Bei geschlossenem oder offenem Weichteilschaden dient ein Fixateur externe zur frakturfernen Stabilisierung des Knochens ohne weitere Kompromittierung des Weichteilmantels. Die Langzeitbehandlung mit Fixateur externe führt jedoch in einem hohen Prozentsatz zu Pininfektion und Pinlockerung. Bis zur knöchernen Heilung muß daher häufig das Verfahren gewechselt werden. In meta- und epiphysären

Bereichen dienen zur Stabilisierung Platten, im Schaftbereich Marknägel als mechanisch ideale zentrale Kraftträger.

2.2.2 Transplantate

Nach primärer Stabilisierung des Weichteilmantels und Revaskularisation erfolgt die Rekonstruktion der Knochensäule in der Regel durch Transplantation. Das Transplantat kann u.a. nach seiner Struktur, nach seiner primären biomechanischen Leistungsfähigkeit, nach seiner Vitalität und nach seiner Kompatibilität bewertet werden (Schweiberer 1970; Thielemann et al. 1983). Autologe Spongiosa kann rasch vom Lager her aufgeschlossen werden und besitzt die höchste osteoinduktive Potenz. Sie ist jedoch nur begrenzt verfügbar und besitzt eine „Strukturschwäche" für lange Defekte oder bei Gelenkbeteiligung. Auch bei Einheilung bestehen am Übergangsbereich Transplantat/ortsständiger Knochen Zonen appositionellen Knochenwachstums mit schlechteren biologischen Eigenschaften und sehr langsamer funtkioneller Eingliederung. Heterologe, tiefgefrorene Transplantate stehen unbegrenzt zur Verfügung. Insbesondere zur Rekonstruktion von diaphysären oder gelenktragenden Knochenanteilen besticht die gute Struktur der heterologen Segmenttransplantate (Mankin et al. 1983). Die Histoinkompatibilität führt jedoch zur Gefäßabstoßung, zur Gewebenekrose mit nachfolgendem Gewebeersatz. Bei Massentransplantaten verbleiben in der Regel avitale Fremdknochenanteile, die auf lange Sicht eine mechanische Schwächung des Knochens darstellen. Begleitende Immunsuppression hilft zwar die Abstoßungsreaktion zu vermindern und die Revaskularisation zu verbessern (Aebi et al. 1985), konnte sich jedoch bislang klinisch nicht durchsetzen. Darüber hinaus ist das latente Infektionsrisiko zu berücksichtigen. Eine erste HIV-Infektion ist dokumentiert (Center of Infection Diseases 1988). Physikalische oder chemische Behandlung der Transplantate (Sterilisation) vermindert die biologische Potenz (Schweiberer et al. 1989).

Biologische Knochenersatzmaterialien wie Hydroxylapatit oder demineralisierte Knochenmatrix sind in der Lage, lange Knochendefekte zu überbrücken (Brunner 1988). Gefäßgestielte Transplantate zeigen keine Unterbrechung der Durchblutung. Die Knochensubstanz kann übergangslos einheilen. Bis 6 Monate postoperativ sind mechanische Vorteile gegenüber dem Heterotransplantat nachzuweisen (Moore et al. 1984). Durch composite grafts bietet sich die Möglichkeit einer simultanen Knochen- und Weichteilrekonstruktion (Jupiter et al. 1987). Vaskularisierte Autotransplantate können im Gegensatz zu heterologen Transplantaten auch im ersatzschwachen Lager einheilen und bieten ein geringeres Risiko zur Refraktur bei Defekten über 6 cm (Nusbickel et al. 1989). Die Rate der knöchernen Einheilung beträgt bis zu 70% (Nusbickel et al. 1989).

Oft kann jedoch nur ein biologisch minderwertiger Knochenstab gebildet werden. Resorption des Transplantates, Pseudarthrosen und Refrakturen an den Übergangsstellen oder Reinfektionen sind daher häufige Komplikationen (Kunze et al. 1986; Melka u. Vidal 1982). Bekannte Schwachstellen sind in erster Linie die Übergänge Transplantat/ortsständiger Knochen. So waren in einer Nachuntersuchung von Schaftdefekten über 12 cm Länge von 10 Rekonstruktionen an der Tibia nur 2 ohne

Komplikationen (ein Autograft, ein gemischtes Autoallograft). Die Rekonstruktion am Femur zeigte geringere Komplikationsraten (Tomeno u. Gerber 1987). In manchen Fällen steht die Amputation am Ende des langen Behandlungsweges.

2.3 Behandlungsziel

Ziel der chirurgischen Behandlung ist die Wiederherstellung von Form und Funktion des Achsenskeletts. Die Therapie sollte zeitsparend sein, eine belastungsstabile Situation herbeiführen und komplikationsarm sein. Die subjektive Belastung durch das Verfahren ist individuell. Eine rasche Behandlung mit wenig Schmerzen, mit wenig belastenden Implantaten, mit einer geringen Zahl von Operationen sowie einem guten funktionellen und kosmetischen Ergebnis ist jedoch anzustreben.

2.4 Das „ideale Transplantat"

Das ideale Transplantat heilt rasch ein, bietet frühzeitig gute mechanische Eigenschaften hinsichtlich Belastbarkeit, führt langfristig zu biologisch vollwertigem Knochen und ist daher im Heilungsverlauf von wenigen Komplikationen begleitet. Diese Idealforderungen erfüllt ein gut vaskularisiertes und im Weichteilverbund verbleibendes autologes Segment, wie es der Segmentverschiebung nach Ilizarov entspricht. Dies stellt eine Variante der seit 1965 von Ilizarov propagierten „Distraktions-Kompressionsosteosynthese" dar (Ilizarov 1990).

2.5 Distraktionsosteogenese

2.5.1 Definition

Nach Ilizarov stimuliert langsame Aufweitung eines Osteotomiespaltes durch Zug Knochenbildung (Distraktionsosteogenese). Darüber hinaus wird auch in anderen Gewebearten durch langsamen Zug die Biosynthese und die Proliferation aktiviert. Dies stellt nach Ilizarov ein allgemeines Prinzip dar (tension stress effect) (Ilizarov 1989a, b). „Distraktionsosteogenese" ist nach Aronson ein dynamischer Knochenbildungsprozeß, kontrolliert durch einen Fixateur externe (Aronson u. Harp 1990).

2.5.2 „Distraktionsosteogenese": Ein neues Prinzip?

Die Geschichte der Distraktionsosteogenese ist untrennbar verbunden mit der Entwicklung der Beinverlängerung. Bereits 1869 erkannte von Langenbeck, daß das „interstitielle Knochenwachstum" nicht, wie von Gil Hamel 1746 angenommen, mit der vollständigen Verknöcherung der Diaphyse endet, sondern „auch nach vollständiger Ossifikation durch Dehnung der, obwohl starren, doch immer noch sehr elastischen und dehnbaren Knochensubstanz fortdauert". Er definierte die Möglichkeit, durch „zweckmäßige Extension" das Längenwachstum der Knochen zu steigern und erkannte die Notwendigkeit, die Zugkräfte auf die beiden Fragmente des Knochens allein einwirken zu lassen.

Weitere Versuche das Knochenwachstum durch Implantation von Elfenbeinbolzen (von Langenbeck 1869), durch die Anlage von arteriovenösen Fisteln oder periostales Stripping (Jenkins et al. 1975) zu stimulieren, erbrachten keine verläßlichen Ergebnisse, so daß in der weiteren Entwicklung im Prinzip Knochendurchtrennung und Distraktion die Verfahren beherrschten.

Codivilla berichtete 1905 über Verlängerungen am Femur nach Schrägosteotomie und Zug über einen Kalkaneusextensionsnagel.

Magnuson (1913) beschrieb eine Z-förmige Osteotomie im Tierversuch. Nach intraoperativer Verlängerung wurden die Fragmente durch eine stabile Osteosynthese verschraubt. Hierzu dienten Elfenbeinschrauben mit aufsteckbarem Messingkopf, bei vorgeschnittenem Gewinde. Nach klinischer Anwendung am Femur stellte er fest, daß eine einzeitige Verlängerung um 2–3 Inches ohne Beeinträchtigung der Blut- und Nervenversorgung erfolgen kann.

1921 berichtete Putti über eine kontinuierliche schrittweise Distraktion des Knochens. Unter Berufung auf Codvillas Prinzip verwendete er einen Distraktionsapparat (Osteotom), der mit je einem Pin im proximalen und distalen Fragment verankert war sowie beidseitig teleskopartige Federrohre trug. Die Osteotomie erfolgte Z-förmig mit Hilfe einer Säge.

Damit waren 2 Grundkonzeptionen erkennbar: Zum einen die einmalige intraoperative Verlängerung und zum anderen die kontinuierliche graduelle Fragmentdistraktion. Bis zu diesem Zeitpunkt waren einerseits nur Verkürzungen nach Fraktur (Abbott 1927), andererseits nur kindliche Knochen verlängert worden (Barr u. Ober 1933).

Die weitere Entwicklung war durch 2 große Schulen gekennzeichnet, diejenige von Abbott (1927) und die von Anderson (1936).

Abbott (1927) berichtete über 6 Tibiaverlängerungen mit Hilfe eines bilateralen Rahmendistraktors und Thomas-Splints. Die Osteotomie erfolgte Z-förmig, die Knochenheilung spontan. 1 Jahr später wurde ein Verlängerungsgerät für den Femur vorgestellt. Die Komplikationen waren allerdings so zahlreich, daß im gleichen Zeitraum zunehmend Verkürzungsoperationen (Phemister 1935; White u. Kenwright 1990) eingesetzt wurden. Compere (1936) erfaßte die Komplikationen in 9 Klassen. Um Abweichungen der Sprunggelenke und des Knies, Einsteifungen, Nerven- und Gefäßläsionen, Durchblutungsstörungen und Infektionen zu beherrschen, wurde von Abbott 1939 (Abbott u. Saunders 1939) eine modifizierte Operationstechnik vorgestellt. Hierbei wurden alle Faszien und die Membrana interossea gespalten, alle Blutgefäße und Nerven ausgelöst und die proximalen Muskelansätze subperiostal abgetrennt. Durch eine spezielle Osteotomie konnten jedoch bestimmte Muskelansätze am distalen Fragment verbleiben und die A. nutritia geschont werden.

Allan (1951) kritisierte die extensive Weichteildissektion und postulierte, daß die Weichgewebe durch Distraktion nicht verletzt würden. Er distrahierte unter maximaler Schonung der Blutversorgung, brauchte zur Fixation allerdings einen sperrigen Oberschenkelgips, in den das Spindeldistraktionsgerät integriert wurde. Erst die Modifikation von Anderson (1952) ermöglichte die Distraktion bei Weichteilschonung und verringerten Komplikationsraten ohne Gips. Coleman, Kawamura und Rezaian setzten die Schule von Anderson fort und konnten über größere Serien erfolgreicher Verlängerungen berichten (Coleman u. Noonan 1967; Coleman u. Stevens 1978; Kawamura et al. 1968, 1981; Rezaian u. Abtahi 1986).

Die Technik nach Wagner (1971) ermöglichte erstmals eine stabile unilaterale Fixation während der Verlängerung und damit die Mobilisation des Patienten. Die Technik nach Wagner war die dominante Methode der Gliedmaßenverlängerung bis zur Einführung des Ringfixateurs.

2.5.2.1 Osteogenese an der Diaphyse

Im Rahmen der einzeitigen intraoperativen Verlängerungen wurden die erzeugten Defekte entweder durch Z-Osteotomie oder durch Knochenanlagerung aufgefüllt. Küntscher beschrieb die Defektheilung auf dem Boden von Bohr- und Sägemehl nach Verlängerung mit Detensornagel und Innensäge (Küntscher 1986).

Nach kontinuierlicher Knochendistraktion wurde dagegen die spontane Knochenregeneration abgewartet. August Bier erkannte, daß Knochenbildung einerseits vom Knochen selbst, andererseits „von beliebigem Bindegewebe" ausgehen kann, „das von Reizen allerlei Art zur metaplastischen Knochenbildung angeregt wird" (Bier 1923). Mit dem Begriff der „Metaplasie" definierte er die Potenz der undifferenzierten mesenchymalen Zelle zur osteoblastären Transformation und verließ damit die Virchowsche Zelltherorie. Als „Reiz" betonte er v.a. die Bedeutung des Hämatoms, um das herum sich „zielgerichteter Kallus" schalenförmig anlagert. 1923 berichtete er über Beinverlängerungen, bei denen er nach Meißelosteotomie 3–5 Tage wartete, um dann mit Gewichten zu distrahieren. Die erfolgreiche Knochenbildung trat jedoch in den Hintergrund, da die Distraktion mit dem Klapp-Extensionsdraht aufwendig und schmerzhaft war. Abbott beschrieb 1939 die außergewöhnlich gute Kallusbildung nach Fraktur und nachfolgender Verlängerung des Femurs eines 13jährigen Knaben (Abbott u. Saunders 1939). Die schonende Durchtrennung des Knochens ohne Ablösen der Weichteile mit Erhalt der periostalen und endostalen Durchblutung wurde u.a. von Allan 1951, von Anderson 1952 und Kawamura et al. 1968 betont. Die Durchtrennung des Knochens erfolgte diaphyseal. Erst Monticelli beschrieb 1983 die Überlegenheit der metaphysealen Osteotomie (Monticelli u. Spinelli 1983).

Während also die spontane Knochenbildung unter Zug wohl beschrieben und eingesetzt wurde, so ist die Systematisierung dieses Phänomens, die Erarbeitung verschiedener Inidikationen und der kontrollierte Einsatz auf Ilizarov zurückzuführen (Ilizarov 1992).

2.5.2.2 Osteogenese an der Epiphyse

Wachstumsbremsung (Phemister 1935; Blount u. Clarke 1949), aber auch Wachstumsstimulation im Bereich der Epiphyse waren bekannt. 1957 versuchten Smith und Cunningham erstmals die Epiphysenfuge durch Zug zur Knochenneubildung anzuregen (Jani 1975a). Experimentelle Versuche von Ring (1958) und Haas (1958) zeigten jedoch Komplikationen wie frühzeitigen Verschluß der Epiphysenfuge, fehlende knöcherne Konsolidierung und Frakturen, so daß die Methode nicht angewendet wurde. Klinische Erfolge mit der Epiphysendistraktion berichteten Ilizarov und Soybelman sowie Zavjyalov und Plaksin 1969 (Jani 1975a). Jani überprüfte experimentell die Veränderungen in der distrahierten Epiphysenfuge und wertete die Wachstumsstörungen kritisch (Jani 1975a). In der UdSSR wurde die Technik u.a. von Wasserstein u. Havico (1975) und Fischenko u. Udarlova (1973) klinisch eingesetzt, in Westeuropa folgten ab 1981 Monticelli u. Spinelli (1981). Wasserstein berichtete 1986 erneut über die geschlossene Distraktionsepiphyseolyse zur Beinverlängerung und Beinachsenkorrektur bei Kindern (Wasserstein et al. 1986). Experimentelle Untersuchungen von de Pablos (de Pablos et al. 1986) und Kenwright u. Cunningham (1988) bestätigten das Auftreten von Epiphysenfrakturen unter Zug.

2.6 Der Einfluß von Zug und Druck auf die Knochenbildung

Mechanische Faktoren sind nach Roux (1895) an jeder Knochenbildung maßgeblich beteiligt.

2.6.1 Desmale und chondrale Ossifikation nach Krompecher

Krompecher erklärte Lokalisation und Stimulation von desmaler und chondraler Ossifikation während der embryonalen, postpartalen und adulten Knochenentwicklung durch mechanische Einflüsse von Zug und Druck (Krompecher 1937).

2.6.1.1 Embryonale Entwicklung

An den Stellen des Skeletts, die Zug ausgesetzt sind, wird desmale Knochenbildung, an den Stellen, die Druck ausgesetzt sind, dagegen chondrale Ossifikation entstehen.

Bei der desmalen Knochenbildung bildet sich zunächst ein in Zugrichtung orientiertes kollagenes Faserbündelsystem. In den Zwischenräumen finden sich undifferenzierte Reservezellen. Die Dicke und Anordnung der kollagenen Faserbündel ist unterschiedlich und abhängig von den einwirkenden Kräften. Auch an den zwischen den Fibrillen liegenden Zellen zeigt sich der Einfluß der Zugkräfte. Ihre Körper und Zellausläufer sind längsgerichtet. Ilizarov zeigte vergleichsweise im Präparat aus dem zentralen Distraktionsbereich fibroblastenartige Zellen, die eine elongierte Form aufweisen und entlang der Zugachse orientiert sind (Ilizarov 1992). Die undifferenzierten Reservezellen differenzieren sich unter Zug zu Osteoblasten und scheiden Grundsubstanz ab. Hierdurch wird das Netzwerk der kollagenen Fasern auseinander gedrängt. Nach zunehmender Verkalkung der Knochengrundsubstanz und der Fasern retrahieren sich die Osteoblasten in Richtung des Zuges, also weg vom ortsständigen Knochen. Die kollagenen Zugstrukturen enden dabei nicht an der Knochengrenze, sondern setzen sich in den ortsständigen Knochen fort, wo sie fest verankert sind. Makroskopisch entsteht durch appositionelles Knochenwachstum eine lamellenartige Knochenbildung.

Unter Druckeinwirkung wird in Analogie chondrale Ossifikation angeregt. Das präformative Gewebe des Zugsystems ist dabei die kollagene Faser, das präformative Gewebe des Drucksystems der Knorpel. Im Drucksystem entstehen spongiöse Stützbälkchen, im Zugsystem dagegen Faserknochen. Entsprechend sind chondral entstehende Strukturen eher auf Druck, desmal entstehende Strukturen eher auf Zug zu belasten. Eine Umstrukturierung ist möglich. In den kräfteneutralen Zwischenräumen des Stütz- oder Zugsystems entsteht appositionelles Knochenwachstum.

2.6.1.2 Frakturheilung

Die Beobachtungen am embryonalen Skelett waren experimentell auch an der diaphysären Osteotomie nachvollziebar. Im zentralen Bereich einer Fraktur wird bei axialer Belastung durch überwiegend Druck Knorpel entstehen, während peripher bei Überwiegen der Zugkräfte durch Achsenabweichung Faserknochen und später Periost gebildet wird. Krompecher betonte auch die Notwendigkeit einer Ruhephase vor Beginn der Frakturbehandlung, um das Einwachsen des Granulationsgewebes zu ermöglichen.

Bei einem Versuchsausreißer beschrieb Krompecher das typische Bild einer Distraktionsosteogenese bei instabilen Verhältnissen: „Nach 5 Wochen Distraktion hatte sich im diaphysären Distraktionsspalt massenhaft bindegewebiger Kallus gebildet. Die von beiden Seiten ausgehende Verknöcherung hatte sich aber nocht nicht vereinigt. Nach Aufheben der Zugwirkung wurden die im desmalen Kallus befindlichen Reservezellen zu Chondronen geformt, so daß eine zentrale Knorpelkappe entstand."

2.6.2 Kausale Histogenese nach Pauwels

Pauwels (1959) bestätigte zwar die kausale Histogenese durch Zug und Druck, widersprach jedoch der direkten Einflußnahme der verschiedenen mechanischem Kräfte auf die Zelle. Im Rahmen seiner experimentellen Arbeiten differenzierte er die Aussage Krompechers insofern, als sowohl Zug, Druck oder Schubkraft nur zu einer uniformen Veränderung der Zelle ohne spezifische Reizqualität führen könne. Als Ursache der kausalen Histogenese ist nach Pauwels zum einen die reine Gestaltverzerrung, zum anderen die Volumenänderung der Elementarteilchen zu sehen.

Eine Gestaltverzerrung bedeutet für die Zelle eine einseitige Durchmesservergrößerung und ist auslösend für die Bildung von kollagenen Fibrillen. Eine Dehnung der Zelle und der sie umgebenden Grundsubstanz ist kaum anzunehmen, da die Zelle der Dehnung praktisch keinen Widerstand entgegensetzen kann. Die eiweißreiche Interzellularsubstanz mit Kettenmolekeln, die im Ruhezustand ungeordnet vorliegen, werden nun parallel ausgerichtet und durch zwischenmolekulare Kräfte fixiert.

Eine Volumenänderung bei erhaltener Kugelgestalt der Zelle kann dagegen nur durch Änderung des hydrostatischen Druckes zustande kommen. Der hydrostatische

Druck im mesenchymalen Gewebe wird durch global auf das Gewebe einwirkende Druckkräfte oder durch innere Wachstumskräfte, also Substanzvermehrung oder Quellung bedingt sein. Unter Zunahme des hydrostatischen Druckes ziehen die Zellen ihre Ausläufer ein, runden sich ab und erreichen durch Quellung ein Vielfaches ihrer ursprünglichen Größe. Hierbei handelt es sich um chondrale Ossifikation. Falls die das Gewebe einschließende Hülle nachgibt und es so zu einem Gleichgewichtszustand zwischen dem hydrostatischen Druck und der Spannung der Hülle kommt, werden weiter Knorpelzellen existieren. Eine weitere Volumenzunahme führt schließlich zur Verkalkung und Verknöcherung.

Hutter (1987) untersuchte in einem Aspikmodell, das dem Distraktionsspalt nachempfunden wurde, die spannungsoptische Verteilung von Zug- und Druckspannungen. Die Aspikmodelle wurden gleichmäßigem Zug, Druck oder kombinierter Biegung ausgesetzt.

Bei gleichmäßiger Druckbelastung fand sich ein repulsiver singulärer Druckpunkt, also ein Punkt mit gleichmäßigem hydrostatischem Druck im oberen und unteren Drittel vor dem Fragmentende. Bei seitlicher Verschiebung wanderte dieser singuläre Punkt in Richtung der Seitverschiebung.

Bei gleichmäßiger Zugbelastung entstanden nur gleichmäßige Zugtrajektorien ohne singuläre Punkte. Auch bei gleichzeitiger Biegung ergaben sich keine repulsiven singulären Punkte.

Die bis dato wenigen histologischen Befunde aus dem Bereich von Verlängerungsosteotomien (Pesch et al. 1980) zeigten chondrale Ossifikation nach Distraktion nur bei Instabilität als Übergang von rein desmaler in kappen- oder inselförmige chondrale Ossifikation im Bereich des proximalen oder distalen Drittelpunktes des Distraktionsspaltes. Während der Distraktion bei stabilen Verhältnissen fand sich rein desmale Knochenbildung (Pesch et al. 1980). Die Knochenbildung im Distraktionsspalt kann daher sowohl im Sinne Krompechers als auch im Sinne einer kausalen Histogenese nach Pauwels interpretiert und auf mechanische Einflüsse durch Zug und Druck bzw. Dehnung und hydrostatischen Druck zurückgeführt werden.

2.6.3 Dehnungstheorie und andere Einflußgrößen

Die Zelle im Distraktionsspalt kann die Bewegung der Fragmentenden nicht „sehen“, sondern erleidet eine Deformation. Diese hängt von der Distraktionsgeschwindigkeit sowie von der Ausdehnung der Gewebeelemente ab, die durch die Distraktion auseinandergezogen werden. Nach Perren u. Klaue (1991) kann Granulationsgewebe eine Dehnung von 200% nicht ohne Bruch ertragen. Bei hoher Dehnung kann sich kein Granulationsgewebe bilden.

Zu schnelle Dehnung kann ein Abreißen des Granulationsgewebes oder eine Fraktur der Epiphysenfuge erklären. So fanden Pflüger und Rahn (Rahn et al. 1978) auch während später Phasen der Distraktion kleine Hämatome im Regenerat. Kenwright bestätigte experimentell die Epiphysenfraktur (Kenwright u. Cunningham 1988). Die Dehnungstoleranz des Gewebes setzt also Grenzen für den biologischen Regenerationsprozeß.

Die mechanischen Überlegungen berücksichtigen den Einfluß der Distraktion. Darüber hinaus spielen aber auch andere biologische Faktoren eine Rolle, z.B. die Vaskularisation oder die lokale Sauerstoffversorgung (Bassett u. Herrmann 1961).

2.6.4 Biologische Einflußgrößen auf Knochenqualität und Knochenquantität im Rahmen der Distraktionsosteogenese

Nach Ilizarov sind die regenerativen Vorgänge abhängig von einer adäquaten Blutzufuhr und der Stimulation durch Belastung. „Qualität und Quantität" des neugebildeten Knochens hängen u.a. ab von der Steifigkeit der Fragmentfixation, vom Ausmaß des Schadens am Periost, am Knochenmark und der A. nutritia mit ihren Ästen zum Zeitpunkt der Osteotomie, von Geschwindigkeit und Frequenz der Distraktion sowie von weiteren Faktoren, wie u.a. der Lokalisation der Kortikotomie oder dem Alter des Patienten (Ilizarov 1989a). Insbesondere der Einfluß der Vaskularisation auf die Osteogeneserate wird im vorliegenden Modell zu diskutieren sein.

2.7 Klinische Anwendungsmöglichkeiten der Distraktionsosteogenese

2.7.1 Indikationen

Entsprechend der allgemeinen Definition der Distraktionsosteogenese ergibt sich eine Vielzahl von Indikationen, Wachstum durch Zug zu induzieren. Ilizarov nennt neben der Frakturbehandlung die Therapie ausgedehnter Defekte der Knochen, Nerven, Gefäße und des Weichgewebes ohne Transplantation und in einer Sitzung. Außerdem Knochenverdickung, perkutane einzeitige Behandlung von kongenitalen oder traumatischen Pseudarthrosen, Extremitätenverlängerung bei Wachstumsverzögerung durch Distraktionsepiphysiolyse oder andere Techniken, Korrektur von Gelenkdeformitäten einschließlich Klumpfußbehandlung, perkutane Behandlung von Gelenkkontrakturen, Korrekturosteotomien von Gelenkfehlstellungen, Behandlung solitärer Knochenzysten, Behandlung septischer Heilungsstörungen und Osteomyelitiden, Verlängerung von Amputationsstümpfen, Korrektur von Knochenhyperplasie, z.B. an der Mandibula, Behandlung von Gefäßverschlußleiden, und Korrektur von achondroplastischen oder anderen zwergwüchsigen Fehlformen (Ilizarov 1990).

Viele der genannten Indikationen überlappen sich. Zusammenfassend sind es 3 Prinzipien, die zur Verfügung stehen: Verlängerung, Achsenkorrektur sowie die Auffüllung von Knochendefekten durch Segmentverschiebung.

Segmentverschiebung bezeichnet eine Technik, ein Knochensegment entlang der Längsachse des Knochens schrittweise in einen Defekt zu verlagern, während fernab der Problemzone im Distraktionsbereich neuer Knochen entsteht. Die gegenüberliegende Seite des Transportsegmentes heilt mit dem ortsständigen Schaftsegment (docking site).

2.7.2 Klinische Ergebnisse

Ilizarov erhielt 1951 das Patent für seinen Ringfixateur. 1956 beobachtete er im Rahmen einer Umstellungsosteotomie spontane Knochenheilung im Distraktionsspalt (Ilizarov 1990). In der Folge wurden diese Beobachtungen systematisiert und das Prinzip als Distraktionskompressionsosteosynthese mit dem Ringfixateur in die Praxis umgesetzt (Ilizarov 1992).

Weltweite Erfahrungen mit dem Orthofixateur oder dem Ilizarov-Ringfixateur zeigen heute, daß sich die Methoden verändert und die Ergebnisse verbessert haben, das Spektrum der Komplikationen jedoch unverändert blieb. So konnte nach Paley und Price in 57 von 60 Verlängerungen das Behandlungsziel trotz der bekannten Komplikationen erreicht werden. Die Patienten waren zum größten Teil zufrieden (Paley et al. 1989; Price u. Cole 1990).

Die Distraktionskompressionstechniken wurden z.T. auch bei infizierten Pseudarthrosen und Osteomyelitiden aufgegriffen. Klinisches Interesse besteht jedoch in erster Linie zur Behandlung von Knochendefekten. Die Segmentverschiebung konnte nach experimentellen Untersuchungen von Brutscher und Rüter auch auf den AO-Fixateur übertragen und mit Hilfe eines versenkten Drahtzugsystems weichteilschonend eingesetzt werden (Brutscher 1989; Rüter u. Brutscher 1989). Dies bedeutet auch eine technische Vereinfachung.

Die Technik der Segmentverschiebung kann mit plastisch chirurgischen Maßnahmen kombiniert oder aber unter Verzicht auf primäre Weichteilrektonstruktion unter Verkürzung mit anschließender Verlängerung durchgeführt werden (Resektionsdébridement und kompensatorische Kallusdistraktion) (Giebel 1991; Ilizarov 1992).

Kuftiryev und Meshkov berichteten über 170 Tibiaschaftdefekte, die nach diesen Techniken behandelt worden waren (Paley 1990b). Die Pseudarthrosen bestanden über 5–10 Jahre, 39% hatten eine Osteomyelitis. 68,9% hatten ein ausgeszeichnetes Ergebnis mit Knochenheilung, Beinlängenausgleich ohne Infektion und ohne Fehlstellung. In 28,7% der Fälle fand sich nur ein mäßiges Ergebnis trotz Knochenheilung ohne Infektion und ohne Fehlstellung aufgrund der verbliebenen Beinlängendifferenz von mehr als 3 cm. In 2,4% wurden schlechte Ergebnisse gefunden aufgrund einer wiederaufgetretenen Osteomyelitis. 75% der Patienten waren wieder arbeitsfähig.

Von 25 Patienten aus Lecco (Paley et al. 1989) hatten 22 atrophe und 3 hypertrophe Pseudarthrosen. Die Länge der Schaftdefekte betrug 1–23 cm, im Schnitt 6,2 cm. Mit verschiedenen Techniken im Ringfixateur konnten mit Ausnahme von 7 atrophischen und infizierten Pseudarthrosen alle Knochendefekte geschlossen und stabilisiert werden. Die mittlere Heilungszeit betrug 13,6 Monate.

2.8 Kontrolle der Distraktionsosteogenese

2.8.1 Fixateur externe

Die Distraktionsosteogenese wird in der Regel durch ein äußeres Fixationssystem kontrolliert. Der Ringfixateur mit gekreuzten und verspannten Kirschner-Drähten bietet dreidimensionale simultane Korrekturmöglichkeiten und stellt somit das universale System dar. Unilaterale Fixateursysteme sind einfach in der Handhabung, weniger auftragend und meist leichter. Sie bieten jedoch keine Möglichkeit, Achsen oder Rotationen während der Distraktion zu korrigieren. Aronson konnte zeigen, daß bei unilateraler Fixation die Fibrillenstruktur im Regenerat entsprechend der Segmentabweichung abgeknickt erscheint. Das Volumen des Regenerats erschien jedoch bei Vergleich zur Ringfixation gleich (Aronson et al. 1989). Die äußere Fixation muß bis zur Ausreifung und Stabilisierung des Regenerats sowie bis zur Heilung der Kontaktstelle belassen werden. Diese Zeitspanne kann bei größeren Schaftdefekten bis über 1 Jahr betragen (Brutscher 1989; Paley et al. 1989). Pininfektionen und Pinlockerungen sind bei derart langen Fixationszeiten unvermeidbar und erfordern oft Korrekturen. Die Infektrate der Pins liegt bei über 50%. Während des Segmenttransportes führen Kirschner-Drähte und Schanz-Schrauben zu kontinuierlichen Weichteilläsionen. Infekte und Narbenbildungen werden so in unmittelbarer Nachbarschaft des Regenerates bzw. der Kontaktstelle begünstigt.

Die äußeren Fixationssysteme stellen bei derartig langen Fixationszeiten eine erhebliche psychische Belastung der Patienten dar (Lavini et al. 1990). Infolge von Schmerzen im Bereich der Eintrittsstellen der Pins und der Schrauben kann die angestrebte primäre Belastung oft nicht erreicht werden. Bei weichem Regenerat können starre Fixateure nicht rechtzeitig dynamisiert werden, um Lockerungen der Pins zu vermeiden oder es müssen Verkürzungen des Regenerats in Kauf genommen werden.

2.8.2 Marknagel

In der Literatur finden sich nur wenige Angaben über die Verwendung eines Marknagels zur Extremitätenverlängerung.

Bertrand (1951), Thompson et al. (1954) und Bost und Larsen (1956) verwendeten einen intramedullären kurzen Nagel zur Stabilisierung der Femurfragmente während der Distraktion mit Hilfe eines Anderson-Verlängerungssystems.

Thompson sah bei 11 Patienten mit Femurverlängerung, querer Osteotomie und intramedullärer Schienung mehr Komplikationen als bei 40 Patienten nach Schrägosteotomie und verließ diesen Versuch (Thompson et al. 1954).

Bost (Bost u. Larsen 1956) führte 23 Femurverlängerungsosteotomien durch. In 11 Fällen waren sekundär Operationen zur Knochentransplantation im Verlängerungsbereich erforderlich, in 5 von 9 Fällen nach Z-Osteotomie, in 2 von 5 Fällen nach Schrägosteotomie, in 3 von 9 Fällen nach querer Osteotomie. Alle Operationen waren von z.T. schweren Komplikationen im Rahmen der Verlängerungen begleitet. Der intramedulläre Nagel führte in 4 Fällen zur Reoperation, teilweise nach Dislokation bzw. nach Nagelbruch. 4 Femora zeigten eine Refraktur. Dennoch zog Bost den Schluß, daß die Verwendung eines intramedullären Nagels die üblichen Probleme mit Fragmentdislokation vermindern half.

Westin modifizierte die Technik durch Längsspaltung des Periosts über dem distalen Fragment und mit anschließender Naht des Periostschlauches. Bei Verlängerung mit Hilfe des Bost-Apparates konnte das distale Fragment im Periostschlauch wandern. Nur 2 von 18 Verlängerungen um im Schnitt 4,18 cm erforderten eine sekundäre Knochentransplantation (Westin 1967).

Götz u. Schellmann publizierten 1957 die Entwicklung eines pneumatischen Distraktionsnagels mit integrierter pneumatischer Distraktionszone. Die Osteotomie war in der Femurmitte mittels oszillierender Säge vorgesehen. Mechanische Tests ergaben auch unter ungünstigen Bedingungen eine regelrechte Verschiebung des distalen Schaftabschnittes auf dem Nagel. Baumann u. Harms berichteten 1977 über einen teleskopartigen Verlängerungsnagel mit metrischer Gewindespindel, wiederum angetrieben durch eine Teflon-umkleidete Welle, die transkutan im proximalen Nagelende eingeführt wurde. Im Tierversuch konnten 10 Schäferhundfemora 3–5 cm verlängert werden, die Distraktionsbereiche heilten.

Harnach berichtete 1985 (Harnach u. Michek 1985) über 42 Patienten, die mit einem Verlängerungsnagel mit integriertem Distraktionsmechanismus behandelt worden waren. Nach schräger Osteotomie in der Femurmitte und intraoperativer einzeitiger Verlängerung erfolgte autogene Transplantation. Gleichzeitig zitierte er Bliskunov, der die Verlängerung mit einem ähnlichen System in 9 Fällen kontinuierlich durchführte. Angaben über die Knochenheilung fehlten jedoch. Zur Distraktion mußte in beiden Fällen eine Welle in den proximalen Nagel eingeführt werden.

2.9 Neues Konzept: Segmentverschiebung und Marknagelung

Der Verriegelungsnagel gilt heute in vieler Hinsicht als ideales Implantat. Er bietet eine höhere Biegesteifigkeit und eine 2- bis 3fach höhere Materialsicherheit als z.B. die Platte (Hayes 1991). Als zentraler Kraftträger kann er lange Zeit belassen werden.

Es stellt sich daher die Frage, warum zur Behandlung von Schaftdefekten ohne Achsenkorrektur nicht das „ideale Transplantat" mit dem „idealen Kraftträger" kombiniert und eine Segmentverschiebung primär über einen Verriegelungsnagel durchgeführt werden kann.

Auch bei langen Fixierungszeiten ist der Patient nicht behindert. Die angrenzenden Gelenke können früh beübt, die Extremität sofort belastet werden. Ein Abweichen der Segmente durch Weichteilzug ist nicht zu erwarten. Bei ausgewählten Indikationen ohne Achsenkorrektur ist eine ausreichende Stabilisierung der Fragmente während des Transportes sowie eine langfristige Schienung des Knochens während der Regeneratreifung zu erwarten.

Die Kombination eines nicht gebohrten statischen Verriegelungsnagels mit der Technik der Segmentverschiebung und spontaner Distraktionsosteogenese war bis zu dieser Untersuchung (Brunner 1988) nicht eingesetzt worden.

2.9.1 Biologisches Problem

Aus technischer Sicht erscheint die Kombination beider Verfahren logisch, aus biologischer Sicht dagegen problematisch. Eine adäquate Knochenbildung im Distraktionsspalt hängt nach Ilizarov ganz wesentlich von einer ausreichenden Vaskularisation ab (Ilizarov 1992). Eine Schädigung von Knochenmark und A. nutritia sollte die Knochenregeneration erheblich stören, wenn nicht verhindern. Eine Marknagelung wird aber zu einem zumindest kompletten Ausfall der intramedullären Durchblutung, zu einer erheblichen Störung der kortikalen Durchblutung sowie zu einer Verzögerung der Revaskularisation führen (Rhinelander 1987).

2.10 Fragen an ein Experiment

Somit ergeben sich Fragen, die experimentell geklärt werden müssen:

- Kann ein Knochensegment mit Hilfe eines Drahtzuges entlang eines statisch verriegelten Nagels transportiert werden?
- Kann trotz des zu erwartenden ausgedehnten primären Durchblutungsausfalles in der Markhöhle, im Bereich des Endostes und des Kortex sowie der verzögerten intramedullären Revaskularisation ausreichende Knochenbildung im Distraktionsspalt auftreten?
- Kann die Reifung des Regenerates auch unter statischen Bedingungen (statische Verriegelungsnagelung) erfolgen?
- Inwiefern ist die „Qualität und Quantität" des Regenerators abhängig von der zu überbrückenden Defektstrecke bzw. ist sie ausreichend auch für die Überbrückung von adäquat großen Defekten?
- Ist das experimentelle Modell in der Humansituation anwendbar?

3 Tierexperimentelle Untersuchungen

3.1 Entwicklung des Modells

Im Labor für experimentelle Chirurgie in Davos (LECD) (heute AO Research Institute) wurde ein Modell entwickelt.

An der Tibia ausgewachsener weiblicher Schafe wurden transperiostale Schaftdefekte gesägt. Die Stabilisierung des Knochens erfolgte mit ungeborten, statisch verriegelten Marknägeln (Rundprofil ohne Schlitz). Nach Knochendurchtrennung mit einem Meißel von periostal wurden die Segmente mit Hilfe kleiner externer Transportapparate und subkutanen Seilzügen schrittweise in den Defekt gezogen. Durch knochennahe Umlenkung ergaben sich konstante Hautaustrittspunkte der Drähte. Nach abgeschlossenem Transport und Heilung der Kontaktstelle konnten die temporären Transportapparate entfernt und das System geschlossen werden. Der statisch verriegelte Marknagel verblieb zur mechanischen Protektion des Regenerates bis zum Versuchsende.

In Phase I erfolgte der Transport durch einseitigen Drahtzug mit „Ratsche“ (Abb. 1 a).

Da bei einseitigem Drahtzug z.T. Komplikationen wie Drahtbruch und Verkippen des Transportsegmentes auftraten, wurde das Modell modifiziert und ein bilateraler Seilzug mit kleinen externen Spindelapparaten eingeführt (Phase II) (Abb. 1 b).

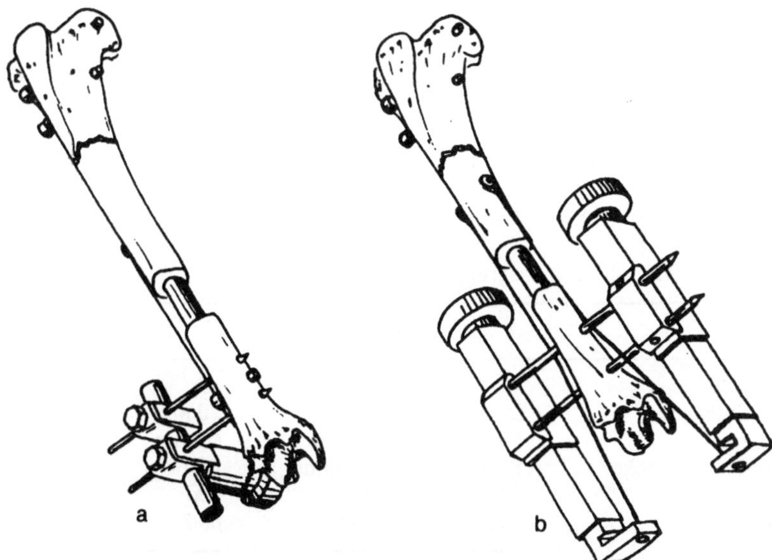

Abb. 1. a Phase-I-Modell, einseitiger Drahtzug, Ratsche. **b** Phase-II-Modell, beidseitiger Drahtzug, Spindelapparat

3.2 Versuchsdurchführung

Das Experiment wurde in 3 Zyklen durchgeführt:

1. Zunächst wurde der Operationsablauf und der Segmenttransport in vitro getestet.
2. Phase I: Dann wurden 3 Pilottiere operiert, die nach regelrechtem Verlauf in die Wertung einbezogen werden sollten. Die Serie wurde nach komplikationsfreier Transportphase der 3 Pilottiere vervollständigt (Phase I, preliminary series, n = 9).
3. Phase II: Nach Modifikation des Transportsystems wurde eine zweite Serie mit beidseitigem Drahtzug angeschlossen (Phase II, main series, n = 12).

3.3 Versuchsgruppen

3 Versuchsgruppen (A, B, C) wurden unterschieden. Kriterien waren Länge und Lokalisation des transperiostalen Knochendefektes. Die Länge des Knochendefektes betrug in Gruppe A und C 20 mm, in Gruppe B 45 mm. Dies entsprach einer relativen Defektlänge von ca. 10% bzw. ca. 25% bezogen auf die Tibialänge der Schafe.

Die Kortikotomie erfolgte in Gruppe A und B im proximalen metaphysären Bereich, d.h. die Segmente wurden nach distal gezogen. In Gruppe C lag die Kortikotomie im distalen, noch diaphysären Knochenbereich, d.h. die Segmente wurden nach proximal gezogen. Hierdurch ergab sich in Gruppe C eine andere Knochenstruktur, eine andere Markhöhlenweite sowie eine andere Weichteildeckung im Bereich des Distraktionsspaltes. Der Zug begann am 1. postoperativen Tag. Zuggeschwindigkeit und Frequenz betrugen 1 · 1 mm/d.

3.3.1 **Phase I** (Tabelle 1)

Der Aufbau der Gruppen für Phase I und Phase II wird in den Tabellen 1 und 2 beschrieben.

Variablen: Kortikotomie: proximal (A, B) – distal (C); Defektlänge: 20–45 mm.

Gleichbleibend: Zugbeginn, Zuggeschwindigkeit, Zugrhytmus.

Tabelle 1. Phase-I-Versuchsgruppen

Gruppe	A	B	C
Tierzahl	3	3	3
Defektlänge	20 mm	45 mm	20 mm
Segmentlänge	60 mm	35 mm	60 mm
Kortikotomiehöhe	Proximal	Proximal	Distal
Zugdauer	20d	45d	20d
Heilungszeit	63d	63d	63d
Entspricht	83d 12w	108d 16w	83d 12w

3.3.2 **Phase II** (Tabelle 2)

Nach Modifikation des Transportmechanismus wurden im Hauptexperiment die Gruppen auf A und B beschränkt, jedoch in jeder Gruppe 3 Langzeittiere ergänzt.

In Gruppe A (20 mm) wurden je 3 Tiere nach 12 bzw. 24 Wochen (w), in Gruppe B (45 mm) je 3 Tiere nach 16 bzw. 32 Wochen getötet.

Tabelle 2. Phase-II-Versuchsgruppen

Gruppe	A	B
Tierzahl	3/3	3/3
Defektlänge	20 mm	45 mm
Segmentlänge	60 mm	35 mm
Kortikotomiehöhe	Proximal	Proximal
Zugdauer	20d	45d
Heilungszeit	63d	63d
Entspricht	83d	108d
	12w	16w
bzw.		
Zugdauer	20d	45d
Heilungszeit	147d	175d
Entspricht	167d	220d
	24w	32w

3.3.3 **Vergleichbarkeit der Gruppen** (Abb. 2)

Bei gleichbleibender Zuggeschwindigkeit und Frequenz (1 · 1 mm/d) ergab sich für Gruppe B16w eine verlängerte Zugphase (45d) gegenüber den Gruppen A12w und C12w (20d), für alle 3 Gruppen jedoch eine gleich lange Heilungsphase (63d).

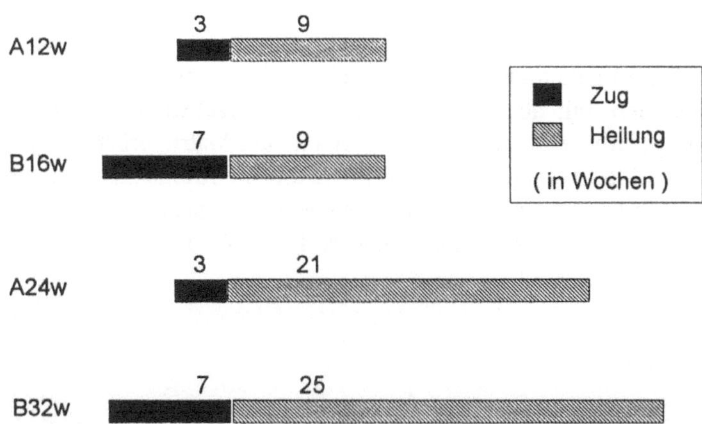

Abb. 2. Vergleichbarkeit der Gruppen

Im Hauptexperiment lebten die Tiere mit 45-mm-Defekt (B) proportional um 1/3 länger als die Tiere mit kleinem Defekt (16w = 12w + 4w; 32w = 24w + 8w).

3.4 Allgemeine Versuchsbedingungen

Die Tierversuche waren durch das kantonale Veterinäramt Chur/Graubünden mit der Bewilligungsnummer B 3/88 und B 2/89 genehmigt. Alle Versuchstiere wurden tierärztlich untersucht und mit den enstsprechenden Schutzimpfungen versehen. Antibiotika waren verboten. Tetrazyklin wurde nur zur Knochenmarkierung eingesetzt.

Abbruchkriterien: Der Versuch mußte abgebrochen werden bei Fraktur mit Instabilität des Beines (Ausbruch des Nagels aus der proximalen oder distalen Verankerung), bei Bruch des Marknagels oder der Verriegelungsbolzen mit Änderung der biomechanischen Konstellation, bei tiefem Infekt, allgemeiner Hinfälligkeit, schmerzbedingter Gehunfähigkeit oder bei lokalem Infekt mit entzündlich bedingter Veränderung der Durchblutung. Bei Versuchsabbruch mußte ein entsprechendes Tier nachoperiert werden.

Ausschlußkriterien: Bei Nichterreichen des Distraktionszieles war das Tier im Versuch zu belassen, jedoch aus der Wertung herauszunehmen. Auch hier sollte eine Nachoperation erfolgen.

Zulässige Zweiteingriffe: Kleinere Reparaturen am Zugmechanismus, z.B. bei Bruch des Zugdrahtes, waren zulässig, größere Eingriffe, wie z.B. Rekortikotomien bzw. offene Segmentmobilisierungen, nicht.

3.5 Tierauswahl und Tierplan

Die Versuche erfolgten an ausgewachsenen weiblichen Schweizer Alpenschafen.

3.5.1 Tierauswahl: Phase I

In Phase I galten als Auswahlkriterien: Alter zwischen 5 und 10 Jahren, d.h. erwachsene Tiere mit abgeschlossenem Knochenwachstum. Gewicht unter 50 kg, um die postoperative Haltung zu verbessern und um Matrialbrüche zu vermeiden.

Die Markhöhlenweite sollte im seitlichen Strahlengang größer als 8 mm sein, um eine Marknagelung ohne Aufbohren bei ausreichend dickem Nagel zu ermöglichen.

Die Zuteilung zu den Gruppen A, B und C erfolgte gezielt nach Gewicht und Alter.

3.5.2 Tierauswahl: Phase II

Um eine Gruppenzuteilung nach weiteren Gesichtspunkten als nach Gewicht und Alter zu ermöglichen, wurde ein Tiererhebungsbogen mit 14 Kriterien erstellt (Tabelle 3).

Zunächst wurden geeignete Tiere nach Gewicht, Alter und Markhöhlenwerte ausgesucht. Innerhalb dieser Gruppe erfolgte eine Reihung nach 5 Kriterien des Fragebogens, wobei jedes Kriterium mit 1–3 bzw. 4 Punkten bewertet wurde. Jedes Tier erhielt so eine Gesamtpunktzahl. Die Zuordnung erfolgte dann in absteigender Rangfolge (Punktzahl) abwechselnd zu Gruppe A bzw. B sowie zur Kurzzeit- bzw. Langzeitgruppe.

Die Operationen erfolgten mit systematischer Abwechslung zwischen kurzem und langem Defekt bzw. kurzer und langer Überlebenszeit.

Tabelle 3. Erhebungsbogen „Tierauswahl" (Phase II)

Tierdokumentation Segver II			präoperativ	
Tier–Nr.:				
Alter:				
Gewicht (kg):				
Röntgen:				
Markhöhle (mm):	ap:		lat:	
Nagelgröße (mm):	Länge:		Dicke:	
1. Bau:	mittel	dünn	fleischig	
	mittel	hochbeinig	kurzbeinig	
	+++	++	–	
2. Gewicht:	normal	dick	mager	Kachexie
	+++	++	+	–
3. Fressen:	viel	normal	zu wenig	nichts
	+++	++	+	–
4. Vitalität:	ruhig	vital	vital	
		Charakter	schreckhaft	
	+++	++	+	
5. Gebiß:	sehr gut	normal	mäßig	schlecht
	+++	++	+	–
	0 Lücke	0 Lücke	0 Lücke	+ Lücke
	fest	fest	locker	sehr locker
	kurz	länger	länger	
6. Euter:	normal	vergrößert	verhärtet	
		verhärtet	Eiter	
	++	+	–	
7. Wunden:	nein	ja	wo:	
	+	–		
8. Allgemeines:				

3.6 Material

3.6.1 Implantate

Nach eigenen Vorschlägen wurden von der Firma Robert Mathys (Bettlach/Schweiz) Verriegelungsnägel angefertigt: Rundprofil ohne Schlitz, hohl, mit harmonischem Krümmungsradius von r = 75 cm. Die Nägel wiesen proximal und distal je 3 quere Verriegelungslöcher auf. Der Durchmesser der Verriegelungslöcher betrug bei Nagelstärke 6 mm: 3,5 mm, bei Nagelstärke 7 bzw. 8 mm: 4,0 mm. Im proximalen Nagel war ein metrisches Hohlgewinde zur Fixierung des Zielgerätes eingefräst.

Die Nägel standen als Set mit einer Länge von 19–23 cm und Durchmessern von 6, 7 bzw. 8 mm zur Verfügung.

Zur statischen Verriegelung wurde ein aufschraubbares Zielgerät aus Stahl gefertigt. Dieses bestand aus einem Eindrehbolzen zur Schraubverbindung mit dem Innengewinde des Marknagels (3 Größen), aus einem geschlitzten Anschlußstück mit Rotationssicherung zur Aufnahme der Ziellatten (je eine Ziellatte pro Nagellänge) sowie aus 2 Feststellschrauben zur Sicherung der Ziellatten am Anschlußstück.

Zum Segmenttransport dienten in Phase I Prototypen der Zugratschen (Brutscher 1989; Rüter u. Brutscher 1988, 1989). Die Ratschen wurden mit Hilfe eines kurzen Schlüssels gespannt und erlaubten ein Anspannen des Zugseils durch Rotation des Ratschenkopfes um 1 mm pro Zahn.

Als Zugdraht diente ein geflochtener Stahldraht (Durchmesser: 1 mm) mit den zugehörigen Preßklemmen. Zur Verriegelung dienten Stahlbolzen mit m 4-Gewinde und 3,2-mm-Kern (AO). In Phase I wurden die Ratschen auf einem kurzen Fixateur angebracht. Hierzu dienten Schanz-Schrauben mit Gewinde (Schaft: 4 mm, Gewinde: 3,5 mm/3,2 mm, AO), Fixateur-externe-Backen (AO) sowie kurze Karbonrohre. Der Zugdraht wurde mit 3,5-mm-AO-Schrauben (10 mm Länge) am Segment fixiert. Die Drahtumlenkung erfolgte durch 3,5-mm-/4,0-mm-Schrauben mit „Umlenkloch“ im Schraubenkopf (AO).

In Phase II verwendeten wir gekürzte Wagner-Distraktionsapparate. Diese wurden mit einem Spezialschuh aus Stahl versehen, in den 2 parallele Schanz-Schrauen eingebracht werden konnten. Fixiert war nur das äußere Vierkantrohr. Das innere Vierkantrohr trug am distalen Ende einen kleinen Stahlwinkel zur Fixation des Zugdrahtes. Die laterale Dehnungsseite war mit Dehnungsmeßstreifen bestückt. Zur Fixation der Apparate dienten 2 Steinmann-Nägel mit Gewinde (Durchmesser: 4 mm) mit beidseitig je 1 Loch zur Drahtdurchführung (Durchmesser: 1,3 mm).

3.6.2 Instrumente

Skalpell (2); chirurgische Pinzetten (2), grob, fein; Hohmann-Hebel, groß, klein (je 2); scharfe Haken; mittlerer Selbsthaltesperrer; Schraubenzieher (AO) groß, klein; Schraubenzieher (Imbus, M4); Raspatorium, klein; Meißel (flach, 8 mm); Dornmeißel, schmal, breit (je 1); Standardmeißel, schmal; Distanzhaltezange; Spanier oder Spitz/Spitzzange; Labitzke-Drahtzange; Labitzke-Klemmzange; Hammer; Bolzenschneider; Lineal; Farbstift; AO-Griff für Schanz-Schraube; T-Schlüssel; Pfriem, groß, klein; Marknagelset (AO); oszillierende Säge: Distanzsägeblatt (2-cm-Defekt), Einzelsägeblatt; Bohrmaschine; Bohrer: 3,2 (4), 2,5 (2), 3,5 (1), 4,0 (1); Längenmesser; Gewindeschneider mit Griff: 3,5 mm, 4,0 mm, m 4 (AO); Bohrbüchsen (4,0, 3,2); Bohrschutz mit Griff (2,5; 3,2; 3,5); Kirschner-Drähte; Redon-Spieß (10) mit Schlauch.

3.7 Operationsvorbereitung

Einige Tage präoperativ wurden die Tiere aus der Herde genommen und zur Gewöhnung in Einzelboxen eingestellt.

24 h präoperativ durfte nur getränkt und nicht mehr gefüttert werden. Zur Prämedikation dienten 1 ml Vetranquil (Barbiturat) und 1 mg Atropin intramuskulär. Bei starker Salivation konnten weitere 0,5 mg Atropin gegeben werden.

3.8 Narkose

Nach Narkoseeinleitung mit Pentotal wurde das Schaf rechtsseitig auf dem Operationstisch gelagert, oral intubiert und ein dicker Magenschlauch eingeführt. Zur Inhalationsnarkose diente Fluothane (2%). Intraoperativ wurde unter EKG-Monitoring Ringer-Laktat infundiert. Der Narkoseverlauf wurde in einem Narkosejournal dokumentiert.

3.9 Operation

3.9.1 Lagerung

In Rechtsseitenlage wurde das Becken durch ein Kissen unterstützt, um das linke Bein mit geringem Zug über die Mittellinie nach links (medialer Zugang) und über das untere Tischende (Bildwandler) bewegen zu können.

Nach Rasur und Abwaschen mit Betaisadonnaseife wurden Huf und Phalangen mit einer Plastiktüte abgeklebt, das Bein erneut mit Betaisadonnalösung abgesprüht und schließlich mit sterilen Operationstüchern abgedeckt.

3.9.2 Zugang

Der Zugang zur Markhöhle erfolgte über einen Längsschnitt durch das Lig. patellae (5 cm). Die Marköhle wurde von extraartikulär über einen kleinen, antromedialseitig auf dem Tibiaplateau gelegenen Höcker eröffnet. Hierzu diente der kleine sowie anschließend der große Pfriem. Die Markhöhle durfte sondiert, jedoch nicht ausgesaugt werden.

3.9.3 Marknagelung

Der am Röntgenbild ausgemessene Marknagel wurde bei montiertem Zielgerät in die Markhöhle eingeführt und mit leichten Hammerschlägen unter das Knochenniveau der Eintrittstelle versenkt. In Mittelstellung der unteren Extremität konnten dann über das liegende Zielgerät die medialen Zugänge markiert und die Verriegelungslöcher über Stichinzisionen gebohrt und die korrekte Lage mit Bildwandler kontrolliert werden.

Mit Hilfe des Zielgerätes wurde nun standardisiert die Defektlage am Knochen markiert. Nach Entfernung des Marknagels und des Zielgerätes wurde dann unter Schutz von Hohmann-Hebeln der angezeigte Schaftanteil mit der oszillierenden Säge transperiostal ausgesägt und das Schaftsegment längsgespalten, jedoch als Distanzhalter im Defekt belassen. 1 cm proximal des oberen Defektendes wurde von medial ein Loch durch die mediale und laterale Kortikalis gebohrt und gleich mit je einer 2,5-mm-AO-Schraube besetzt, die bereits durch die Öse eines Zugdrahtes gesteckt waren. Das laterale Loch wurde über eine separate Stichinzision erreicht. Der laterale Zugdraht wurde dann mit Hilfe eines Redon-Schlauches subkutan knochennahe bis über das 2. distale Verriegelungsloch durchgeführt. Die lateralen Wunden konnten dann gespült und sofort in Einzelknopftechnik verschlossen werden.

Nach Handschuhwechsel wurde nun der Nagel mit montiertem Zielgerät erneut in die Markhöhle eingeführt. Die beiden proximalen sowie das mittlere distale Verriegelungsloch wurden mit Verriegelungsbolzen, das 1. und 3. distale Verriegelungsloch mit Steinmann-Nägeln besetzt. Nun konnte bei Längen-, Rotations- und Achsensicherung das bereits ausgesägte Schaftsegment aus dem Defek herausgelöst werden. Die subkutan geführten Zugdrähte wurden beidseits durch ein knochennahe gelegenes Führungsloch im proximalen Steinmann-Nagel und durch eine separate Stichinzision ausgeleitet.

3.9.4 Kortikotomie

Durch Verschieben der medialen proximalen Stichinzision wurde die Kortikotomiestelle am Margo anterior 2,5 cm distal der proximalen Verriegelungsschraube aufgesucht. Nach Längsspalten wurde das Periost versuchsweise angehoben. Mit dem scharfen Meißel wurde dann der Margo anterior bis kurz vor Erreichen des Marknagels eingekerbt. Mit Hilfe des breiten Dornmeißels wurde dann abwechselnd der mediale und laterale Kortex weiter durchtrennt, bis durch einen kräftigen Schlag die dorsale Kortikalis frakturierte. Die Vollständigkeit der Kortikotomie wurde durch vorsichtiges Rotieren des Transportsegmentes unter BV-Kontrolle überprüft.

Die Wunden wurden mehrschichtig in Einzelknopftechnik verschlossen. Das Lig. patellae wurde nicht genäht. Postoperativ wurde ein steriler Wattenkompressionsverband angelegt. Abschließend wurden die Zugapparate auf den Schanz-Schrauben fixiert und die Zugdrähte ohne Vorspannung mit Preßklemmen konnektiert.

3.10 Postoperative Tierhaltung

Die Stallungen verfügten über Tageslicht und waren nicht klimatisiert.

Nach dem postoperativen Röntgenbild wurden die Tiere in Bauchunterstützungsgurten gelagert. Die 6 aufgehängten Gurte wurden locker unter den Bauch gehängt und erlaubten einen regelrechten vierbeinigen Stand und einige Schritte Freilauf, verhinderten aber Abliegen und insbesondere fluchtartiges Aufspringen der Tiere mit maximaler Biege- und Torsionsbelastung der operierten Extremität. Vollbelastung war somit direkt postoperativ möglich. Schmerzmittel wurden nach Klinik verabreicht, z.B. bei angespannter Haltung, geringem Appetit, bei Verdauungsproblemen oder schlechtem Wiederkäuen (5 ml Vetalgin i. m.). Gefüttert wurden Heu, Kraftfutter und frisches Schnittgras.

Der postoperative Verband wurde am 3. postoperativen Tag entfernt. Anschließend wurden die Wundflächen sowie die Eintrittsstellen der Pins bis zur abgeschlossenen Wundheilung steril abgedeckt. Zur wöchentlichen Pflege der Pineintrittsstellen diente sterile Kochsalzlösung. Die Fixateure waren durch einen Schutzverband gesichert, um ein Hängenbleiben der Tiere am Gitter der Boxen zu verhindern. Auf Fädenentfernung wurde verzichtet.

Der Fixateur externe wurde bei kleiner Transportstrecke nach 12 Wochen, bei langer Transportstrecke nach 16 Wochen gleichzeitig mit dem Unterstützungsgurt entfernt.

3.10.1 Klinische Kontrolle

Zur klinischen Verlaufskontrolle wurden postoperativ täglich, später wöchentlich, Freßverhalten, Verdauung, Schmerzreaktionen, Atmung sowie Körpertemperatur auf dem Verlaufsbogen dokumentiert. Zusätzlich wurden Belastung, Muskelzustand, Gewicht, auffällige Gang- und Verhaltensbilder und die Wunde beschrieben (Tabelle 4).

3.10.2 Segmenttransport

Der Segmenttransport begann am 1. postoperativen Tag. Täglich wurde durch Drehen der Ratsche bzw. der Spindel der Wagner-Apparate um jeweils 1mal 1 mm nachgespannt.

3.11 Standardröntgenaufnahmen

Die operierte Tibia wurde wöchentlich im anteroposterioren und im seitlichen Strahlengang geröntgt. Bei gleichbleibendem Film-Fokus-Abstand (C-Bogen = 150 cm), verwendeten wir 3M XUD Röntgenfilme sowie eine 3M Trimax T2 Verstärkerfolie. Alle Aufnahmen wurden mit 60 kV, 0,1 s und 300 mAmp belichtet.

Auf jeder Kassette wurde ein Aluminiumeichkeil mit 30 Stufen mitbelichtet.

Tabelle 4. Erhebungsbogen „klinischer Verlauf"

Tier–Nr.:	Verlauf Woche postop.			
1. Fressen:	viel +++	normal ++	zu wenig +	nichts –
2. Verdauung:	Ködel +++	Fladen ++	Durchfall –	nichts –
3. Gewicht:	Zunahme +++	Gleich ++	Abnahme –	
4. Verhalten:	schreckhaft ++	gelassen +++	aggressiv ++	
5. Schmerz:	keine +++	geringe ++	mäßige +	starke –
Bemerkung:	Fressen Zähneknirschen Lippen			
6. Muskulatur:	unverändert +++ Umfang (Mitte OS):	Atrophie ++	Atrophie +	Atrophie –
7. Belastung:	Voll +++	vorsichtig ++	Umsetzen +	Entlastung –
8. Wunde:	o.B.	Schwellung Rötung Wärme	Sekretion serös	Pus
9. Allgemein:				

Die Filme wurden in einer Entwicklungsmaschine standardisiert entwickelt. Zur Standardisierung der Aufnahmen wurden die Tiere seitlich auf einem fahrbaren Tisch gelagert und gehalten. Das Fadenkreuz wurde dann anhand der Schanz-Schraube ausgerichtet.

3.12 Intravitale Sequenzmarkierung

Zur Beurteilung der Wachstums-, Anlagerungs- und Abbauvorgänge und deren räumlicher und zeitlicher Zuordnung im mikroskopischen Schnitt wurde eine intravitale polychrome Fluoreszensmarkierung durchgeführt (Rahn et al. 1978).

Die Substanzen wurden nach den Richtlinien des LECD hergestellt. Lediglich Tetrazyklin entsprach einem handelsüblichen Fertigpräparat.

Zur Verwendung kamen in folgender Reihenfolge: Xylenolorange (XO), Caleingrün (CG) Alizarinkomplexon (AK) sowie Tetrazyklin (TC).

Herstellung von Injektionslösung zur polychromen Sequenzmarkierung

Xylenolorange (XO): 3 g/80 ml Aqua dest.; Zugabe von NaOH bis pH 7,2–7,4; Aqua dest. bis 100 ml. Dosis: 30 mg/kg KG.

Calceingrün (CG): 9 g/80 ml Aqua dest.; Zugabe von HCl bis pH 7,2≈7,4; Aqua dest. bis 100 ml. Dosis 90 mg/kg KG.

Alizarinkomplexon (AK): 3 g/80 ml Aqua dest.; Zugabe von NaOH bis pH 7,2–7,4; Aqua dest. bis 100 ml.

Zur Sterilisation wurden die Lösungen steril gefiltert. Alle Farbstoffe wurden entsprechend dem Labelplan subkutan verabreicht. Xylenolorange-markierter Knochen kann im mikroskopischen Schnitt als bräunlich-oranger, Calcein-grün markierter Knochen als leuchtend grüner, Alizarinkomplexon-markierter Knochen als roter, sowie Tetrazyklin-markierter Knochen als gelb-weißer Bereich identifiziert werden.

XO wurde ausschließlich während der Distraktionsphase gegeben. Mit CG, AK und TC wurde die Konsolidierungsphase zu gleichen Zeitanteilen markiert.

Um eine eindeutige zeitliche Zuordnung der Umbauvorgänge zu ermöglichen, wurde nur ein Markierungsdurchgang der erwähnten 4 Farben durchgeführt, jede Farbe aber mehrfach verabreicht.

In den Gruppen mit kürzerer Überlebenszeit (A12w und B16w) wurden alle Farben wöchentlich appliziert. In den Gruppen mit längerer Überlebenszeit wurde nur XO wöchentlich, CG, AK und TC aber 2wöchentlich verabreicht, um die Belastung der Tiere zu vermindern.

3.12.1 Labelplan

A12w/C12w

w	1.	2.	3.	4.	5.	6.	7.	8.	9.	10.	11.	12.
	X0	X0	X0	CG	CG	CG	AK	AK	AK	TC	TC	TC
	X0			CG			AK			TC		

<Zug:20d > <Heilung: 63d >

Wöchentliche Markierung, 3wöchentlicher Wechsel der Farbe (3-3-3-3 Wochen).

A24w

w	1.	2.	3.	4.	5.	6.	7.	8.	9.	10.
	X0	X0	X0		CG		CG		CG	
	X0			CG						

<Zug: 20d> <Heilung: 147d

w	11.	12.	13.	14.	15.	16.	17.	18.	19.	20.	21.	22.	23.	24.
	AK		AK		AK		TC		TC		TC			TC
	AK						TC							
					>									

In der Zugphase wöchentliche, in der Heilungsphase 2wöchentliche Markierung, 6wöchentlicher Wechsel der Farbe (3-6-6-8 Wochen).

B16w

x	1.	2.	3.	4.	5.	6.	7.	8.	9.	10.	11.	12.	13.	14.	15.	16.
	X0	X0	X0	X0	X0	X0	X0	CG	CG	CG	AK	AK	AK	TC	TC	TC

X0 CG AK TC

< Zug: 45 Tage > <Heilung: 63 Tage >

Wöchentliche Markierung, 3wöchentlicher Wechsel der Farbe (7-3-3-3 Wochen).

B32w

w	1.	2.	3.	4.	5.	6.	7.	8.	9.	10.	11.	12.	13.	14.	15.	16.
	X0	X0	X0	X0	X0	X0	X0		CG		CG		CG		CG	

X0 CG

<Zug: 45d > <Heilung: 175 d

17.	18.	19.	20.	21.	22.	23.	24.	25.	26.	27.	28.	29.	30.	31.	32
AK		AK		AK		AK		TC		TC		TC		TC	

AK TC

>

In der Zugphase wöchentliche Markierung, in der Heilungsphase 2wöchentliche Markierung, 8wöchentlicher Wechsel (7-8-8-8 Wochen).

Durch das angegebene Schema konnte in jeder Gruppe die Zugphase mit XO, die Heilungsphase mit 3 Farbschritten erfaßt werden.

3.13 Messungen der Transportkräfte

In Phase II wurden die externen Transportkräfte gemessen. An den Enden der externen Spindelfixateure wurden kleine Stahlwinkel mit Loch angebracht, die zur Fixation der Zugdrähte dienten. An der Dehnungsseite der Stahlwinkel wurden Dehnungsmeßstreifen aufgeklebt. Für jedes Tier verwendeten wir ein eigenes Fixateurpaar.

Vor Installation am Tier wurde jeder Spindelapparat in einer Prüfmaschine mit Gewichten und einer Meßuhr geeicht und eine Eichkurve erstellt. Die Eichung wurde am Versuchsende wiederholt. Es bestand ein linearer Zusammenhang zwischen Dehnung und Kraft. Zur intravitalen Messung wurden die Fixateure über einen Strecker und ein Kabel mit je einem Brückenverstärker verbunden. Die Meßwerte registrierten wir mit einem X/Y-Schreiber (Sefram-T YY). Die Präzision und Genauigkeit der Dehnungsmeßstreifen lag über 1 N, war jedoch durch die Übertragung auf X/Y-Schreiber herabgesetzt (± 5 N).

Gemessen wurde an beiden Fixateuren simultan vor, während und bis zu 5 min nach Ende des täglichen Segementransportes. Die Meßwerte waren definiert als Kraft zwischen dem Fixateur externe und dem Transportsegment. Die Meßwerte wurden im PC mit Hilfe von RS/1 analysiert. Dabei erfolgte ein Smoothing der Kraftwerte im Zeitverlauf nach Chambers (Chamers et al. 1983). Zur graphischen Darstellung diente RS/1 Release 4, unter Verwendung eines individuellen „Smoothing Factor" von 0,5.

3.14 Gefäßdarstellung und Euthanasie

Am Versuchsende wurden die Tiere nach abschließender Röntgenaufnahme und Wiegen durch eine Überdosis Vetanarcol (Barbiturat) euthanasiert.

Bei 1/3 der Tiere wurde präfinal eine Gefäßfüllung der operierten Extremität mit Biodur-Epoxidharz (blau) durchgeführt.

Zuvor war an einem Schafsmetatarsus, der maximal mit Biodur injiziert worden war, sowie an einem unbehandelten Metatarsus eine Isotommessung erfolgt, um auszuschließen, daß das Kunstharz die Dichtebestimmung im CT relevant beeinflussen würde (Seibold et al. 1991). Zur Gefäßinjektion wurde die A. femoralis dargestellt, angeschlungen und kanüliert. Anschließend wurde mit isotoner Kochsalzlösung gespült, bis kein Blut aus einer peripheren Kontrollinzision mehr austrat. Unter manuellem Druck erfolgte dann die Injektion mit Biodur-Kunstharz bis zur Anfärbung der Haut im Bereich der gesamten Extremität.

Die rechte und linke Tibia wurden, mit Ausnahme der innersten Schichten, von den Weichteilen befreit. Beurteilt wurden dabei Form, Länge, Kniegelenkveränderungen sowie Entzündungszeichen im Vergleich zur nichtoperierten Gegenseite (Tabelle 5).

3.15 Makroradiographie im Faxitron

Anschließend erfolgte eine Makroradiographie in 2 Ebenen. Rechte und linke Tibia wurden auf einer Folie zusammen mit dem Eichkeil dargestellt. Die verwendeten Filme wurden bei 65 kV in Stufe 4 mit 0,5-mm-Aluminiumfilter 5 min belichtet. Dies ermöglichte eine etwa 30fach größere Auflösung als bei der Standardröntgen-

Tabelle 5. Erhebungsbogen „Euthanasie"

Tier-Nr.:	Euthanasie
Kniegelenk:	
Entzündungszeichen:	
Schraubenhalt:	
Nagel:	
Allgemein:	

aufnahme. Der Aluminiumfilter zwischen Strahlungsquelle und Objekt diente zur Herabsetzung des Kontrastes und Minderung des Streustrahlenschleiers.

Die Entwicklung der Filme erfolgte von Hand:

- 5 min Entwickler,
- Zwischenwässern,
- 10 min Fixierbad,
- 20 min Wässern,
- Trocknen.

Dann wurden die proximalen und distalen Verriegelungsbolzen sowie der Marknagel entfernt. Bei der Metallentfernung wurden die Festigkeit des Schraubensitzes, die Festigkeit des Nagelsitzes sowie anschließend die Festigkeit des Knochens auf manuelle Biege- und Torsionsbelastung im Bereich des Regenerates sowie an der Kontaktstelle geprüft, und die Beobachtungen im Fragebogen dokumentiert.

Nach Metallentfernung erfolgte erneut eine Faxitron-Aufnahme beider Tibiae.

3.16 Quantitative Computertomographie

3.16.1 ISOTOM

Das ISOTOM ist ein speziell zur Knochendensitometrie entwickelter Computertomograph (Elsasser 1977). Als Strahlenquelle dient J 125 mit einer Ausgangsaktivität von 500–1000 mCi und einer Halbwertzeit von 59 Tagen. Die monoenergetische Gammastrahlung liegt bei 27 keV. Zur Korrektur des noch verbleibenden Strahlhärtungseffekts ist ein Softwareprogramm zugeschaltet. Der Scanner, der sowohl Quelle als auch Detektor trägt, rotiert um den Knochen und wird im Verlauf der Längsachse verschoben.

Während eines Meßvorganges wird der Scanner in 48 Schritten um je einen Winkel von 3,75 Grad rotiert. Aus den 48 abgetasteten Projektionen ergibt sich eine Matrix aus 128 x 128 linearen Absorptionskoeffizienten, die mit Hilfe einer Farbmatrix graphisch dargestellt wird (Ruegsegger et al. 1974; Elsasser 1977; Cordey u. Perren 1982). Jedem Matrixpunkt wird dabei, seinem numerischen Wert entsprechend, eine von 16 Farben einer Stufenskale zugeordnet (Cordey u. Perren 1982).

3.16.2 Meßtechnik

Anhand der Faxitronbilder konnte eine genaue Höhenbestimmung an rechter und linker Tibia durchgeführt werden. Operierte und nichtoperierte Tibia wurden im ISOTOM quer geschichtet. Die oberste Schichtebene lag bei 40 mm unterhalb des Tibiaplateaus noch deutlich außerhalb des Distraktionsspaltes, die tiefste Schicht distal des Segmentkontaktpunktes. Die linke, operierte Seite wurde im Abstand von 5 mm, entsprechend 31 Schnittebenen, die rechte Seite im Abstand von 10 mm, entsprechend 16 Schichten, gefahren.

3.16.3 Datenaufarbeitung

Die digitalen Daten wurden zunächst in einen Microvax-Computer transferiert. Hier erfolgte die Aufbereitung und Darstellung der Daten:

- morphologisch durch farbige Querschnittsbilder,
- histographisch nach Knochendichte und Knochenmasse.

3.17 Mechanische Testung (4-Punkt-Biegung)

Bei der 4-Punkt-Biegung der operierten und der nichtoperierten Tibiae wurde die Biegefestigkeit des Distraktionsspaltes und der Kontaktfläche zwischen Transportsegment und jenseitigem Schaftende (docking site) geprüft.

3.17.1 Prinzip der 4-Punkt-Biegung

Bei der zerstörungsfreien 4-Punkt-Biegung wird, im Gegensatz zur 3-Punktbiegung, der Knochen nicht punktuell belastet. Es werden so lokale Spannungsspitzen mit einem erhöhten Frakturrisiko vermieden. Nach Einspannen des Knochens in den Biegerahmen kann mit Hilfe des Spindelhubs der Testmaschine der Biegerahmen gedehnt und so zwischen den beiden inneren Auflagepunkten des Knochens ein Biegemoment M erzeugt werden, das über die freie Strecke konstant ist. Die hierzu aufgewendete Kraft wird über eine zwischengeschaltete Kraftmeßdose mit Dehnungsmeßstreifen registriert. Um die Biegefestigkeit zu bestimmen, wird das Knochenrohr exzentrisch deformiert. Dies entspricht der meist exzentrischen Belastung der Knochen in vivo.

Die Biegefestigkeit ist abhängig vom Trägheitsmoment (I), entsprechend der Geometrie des Knochens, sowie vom Elastizitätsmodul (E), entsprehcend der Materialbeschaffenheit des Knochens.

Wird bei der 4-Punkt-Biegebelastung ein Knochen der Länge L durch ein Biegemoment M belastet, so ergibt sich als Kriterium der Deformation ein Winkel alpha (α):

Deformation: $\alpha\,(\text{grad}) = 180 / \pi\alpha\,(\text{grad})$

Die Deformation α (grad) durch ein Biegemoment (M) auf eine vorgegebene Länge (L) steht in direkter Abhängigkeit vom Elastizitätsmodul (E) und dem Trägheitsmoment (I):

$$\alpha\,(\text{grad}) = \frac{M \cdot L}{E \cdot J}.$$

Die Messung des Deformationswinkels α erlaubt daher die Bestimmung der Biegefestigkeit (E · L):

$$(E \cdot L) = \frac{M \cdot L}{\alpha\,(\text{grad})} .$$

3.17.2 Technische Geräte und Meßteil

Zur Biegeprüfung dienten eine Prüfmaschine, eine Kraftmeßdose (100 kp, Nr. 125), 2 Brückenverstärker (Tensicator), 1 Meßteil mit 2 Stahlfedern, die mit Dehnungsmeßstreifen (DMS) bestückt waren, 1 Eichgerät (Mikrometerschraube, Stahlfeder) sowie ein X/Y-Schreiber (Sefram-TYY).

Das Meßteil bestand aus 3 Aluminiumblöcken, die durch 2 Federbronzebänder von 4 cm Länge und von 0,5 mm Dicke miteinander verbunden wurden. Auf den Federbronzestreifen wurden DMS aufgeklebt, die über eine Halbbrücke geschaltet wurden.

Der mittlere Block des Meßteils wurde auf 2 Kirschner-Drähte (2,5 mm) aufgeschraubt, die in das Transportsegment eingebohrt wurden. Die proximalen und distalen Aluminiumblöcke wiesen unterschiedliche Längen auf, um die Längenunterschiede der poximalen und der distalen Knochenstrecke auszugleichen. Mittig war ein Führungsschlitz eingebracht, in dem ein im proximalen und distalen Diaphysenbereich eingebohrter Kirschner-Draht (2,5 mm) gleiten konnte.

Technische Daten des Meßelements:

Maximaler Ausschlag:	10 Grad
Empfindlichkeit:	5000 me/1 Grad
Speisespannung:	6 Volt
Linearitätsfehler:	1%
DMS-Widerstand:	120 Ohm
Federkonstante:	70 p/mm

Zur standardisierten Plazierung der Kirschner-Drähte diente ein nach den entsprechenden Maßen angefertigtes Zielgerät.

3.17.3 Standardisierung

Die proximalen und distalen Knochenenden wurden mit einer Säge auf einer Länge von etwa 2,5 cm begradigt, entsprechend einer Längenmeßlehre standardisiert in eine Haltevorrichtung eingespannt und dann in zylindrischer Form in Methylmetacrylat (Beracryl) eingegossen. Die freie knöcherne Strecke zwischen den Beracrylzylindern betrug dadurch bei allen Knochen 16,5 cm. Um die Knochen vor Austrocknung zu schützen, wurden sie während des Meßvorganges mit einer Plastikfolie abgedeckt und benetzt.

3.17.4 Eichung, Meßablauf und Datenerfassung

Eichung: Die Eichung der Prüfmaschine mit Hilfe von Eichgewichten erfolgte einmalig zu Beginn der Messungen. Vor Beginn der Messungen an jedem Meßtag wurde das Meßteil mit Hilfe einer Haltevorrichtung und einer Mikrometerschraube schrittweise gedehnt und eine Eichkurve erstellt. Die Biegeprüfung erfolgte in gleicher Sitzung.

Messung: Zur Messung wurden die 4 Kirschner-Drähte pro Seite mit Hilfe eine Bohrschablone in den Knochen eingebohrt. Nach Einhängen der Tibia in die Haltevorrichtung konnte das Meßteil auf die Kirschner-Drähte aufgeschoben und 1 cm vom Knochen entfernt fixiert werden. 2 Probeläufe sollten eine freies Spiel der mechanischen Teile gewährleisten. Die Messung der Biegefestigkeit erfolgte 2mal pro Seite, jeweils nach Wenden der Knochen und Neuplazierung der Kirschner-Drähte, in Ventral-, Dorsal-, Varus- und Valgusextension.

Datenerfassung: Die aufgewendete Kraft wurde als x-Wert, die Deformation α als proportionale Änderung des elektrischen Widerstandes an der DMS als y-Wert registriert. Hierdurch konnten Momentdeformationsdiagramme aufgezeichnet werden.

Da das Meßteil 2 Meßelemente aufwies, konnte die Deformation sowohl im proximalen als auch im distalen Knochenanteil simultan bestimmt werden. Es entstanden so bei jedem Meßzyklus 2 Kurven.

Die Meßkurven wurden anhand der Eichkurven ausgewertet und die Daten auf PC übertragen. Zur Datenanalyse diente RS/1.

3.18 Lagerung, Fixation und Einbettung der Knochenpräparate

Zur Zwischenlagerung wurden die Knochen einzeln in Klarsichtfolien verpackt und bei minus 30 Grad tiefgefroren. Die 4-Punkt-Biegung erfolgte im Block für alle Präparate. Hierzu wurden die Knochen bei Raumtemperatur aufgetaut.

Fixation und Entwässerung: Am Ende der mechanischen Testung wurden alle Tibiae in 40%igem Alkohol für 1 Woche fixiert. Anschließend erfolgte die Entwässerung der Knochen durch Einlage in eine aufsteigende Alkoholreihe mit 80%igem, 96%igem und reinem Alkohol sowie in Xylol für jeweils eine weitere Woche.

Einbettung: Dann wurden die Tibiae schrittweise in Methylmetacrylat (MMA) eingebettet.

2 Wochen MMA 1 (pur);
2 Wochen MMA 2 (Methylmetacrylat 100 ml + 2 g Dibenzoyl-Peroxyd);
2 Wochen MMA 3 (Methylmetacrylat 100 ml + 4 g Dibenzoyl-Peroxyd + 25 ml Plastoid-N).

3.19 Aufarbeitung der Knochenpräparate

Aus den eingebetteten Knochen wurden mit einer Handsäge Segmente gesägt, wobei die horizontalen Schnittebenen außerhalb der Bewertungsbereiche zu liegen kamen.

3.19.1 Schnittplan: Phase I

Die Länge der Tibiae wurde in 7 Segmente unterteilt: Segment 1 umfaßte den Distraktionsbereich, Segment 2 die Docking site, die Segmente 3–5 den Bereich der proximalen Verriegelungsschraube, sowie die Segmente 6 und 7 den Bereich der distalen Verriegelungsschrauben.

Die Knochenblöcke des Distraktionsbereiches (Segment 1) waren in Gruppe B (4,5-cm-Defekt) zu lang, um mit der Innenlochsäge geschnitten zu werden. Sie mußten deshalb noch einmal quer geteilt werden, wobei die Schnitthöhe ventralseitig in die Mitte des Distraktionsbereiches gelegt wurde.

Aus den Methylmetacrylatblöcken konnten dann mit dem Sägemikrotom sagittale Längsschnitte von ca. 500 mm Dicke geschnitten werden.

3.19.2 Schnittplant: Phase II

In Phase II wurden die Tibiae in 5 standardisierte Segmente unterteilt. Alle Blöcke wurden wiederum mit der Bandsäge in sagittale Längsschnitte von 500 µm geschnitten. Zusätzlich wurden in der Schnittebene zwischen jedem Knochenblock Querschnitte angefertigt.

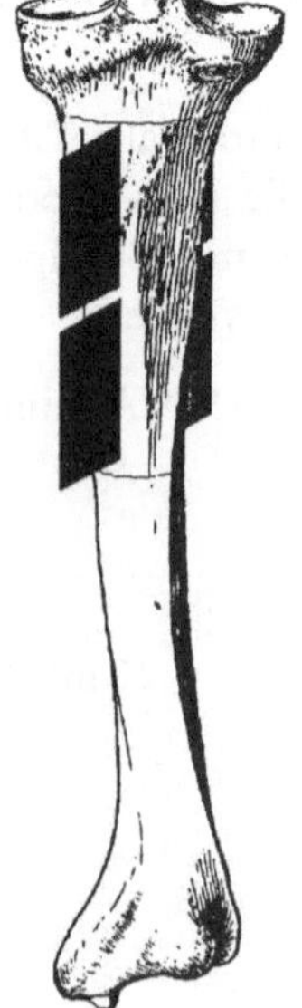

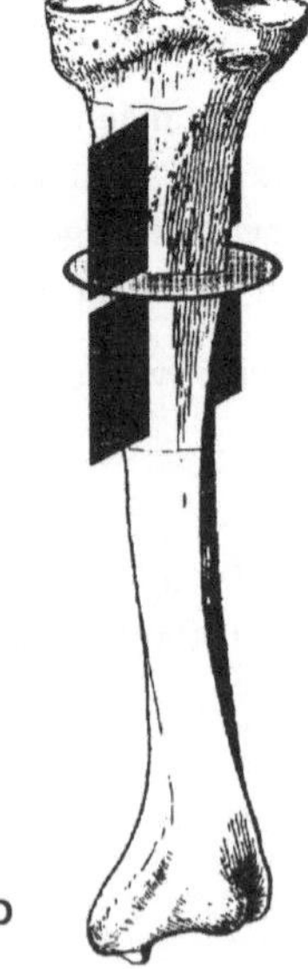

Abb. 3 a, b. Plan der analysierten histologischen Schnitte aus dem Regenerat. **a** Phase I, sagittale Längsschnitte; **b** Phase II, sagittale Längsschnitte und zentraler Horizontalschnitt

Analysiert wurden in beiden Phasen die zentralen Längsschnitte (sagittal) und in Phase II zusätzlich die horizontalen Querschnitte aus den Distraktionsbereichen (Abb. 3).

Die Schnittpräparate wurden im Faxitron 804 mit Agfa Strukturix D4 24 x 39 bei Stufe 4 und 64 KV mit Aluminiumfilter für 5 min belichtet. Die Entwicklung erfolgte analog der Handentwicklung der Übersichtsfaxitronbilder.

3.20 Makroradiographie

Schleifen der Präparate: Jeweils die 3 zentralen 500 µm dicken sagittalen Längsschnitte bzw. die horizontalen Querschnitte (Phase II) wurden auf einer Läppmaschine auf 80 µm heruntergeschliffen.

Mikroradiographie: Das zentralste, aus dem Block stammende unentkalkte Knochenschliffpräparat wurde im Faxitron 804 zusammen mit einem Eichkeil bei 24,5 kV für 10 min belichtet. Diese Glasplatten wurden standardisiert für 10 min im Entwickler und nach Wässerung (30 s) für 10 min im Fixierer sowie anschließend erneut für 20 min im Wasserbad behandelt.

3.21 Fluoreszenz-, Polarisations- und Histologiepräparate

Das zentrale Präparat diente zusätzlich zur Fluoreszenz- und Polarisationsmikroskopie. Das anschließende Knochenschliffpräparat wurde nach Giemsa gefärbt (Azur-Eosin-Methylenblaulösung 10%) (Romeis 1989). Das gefärbte Präparat wurde mit Eukitt auf Glasobjektträger eingedeckt und beschriftet. Das dritte Präparat diente als Reserve. In Phase II wurden die histologischen Präparate Fuchsin-gefärbt (Romeis 1989).

4 Ergebnisse

4.1 Phase I

4.1.1 Tierverteilung (Abb. 4 und Tabelle 6)

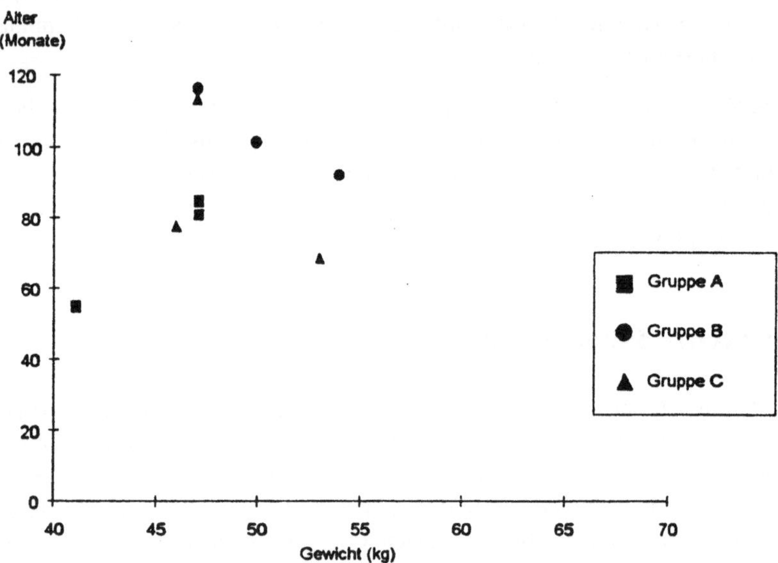

Abb. 4. Tierverteilung nach Gewicht und Alter (Phase I)

Tabelle 6. Verteilung der Schafe nach Gewicht und Alter (Phase I)

Gruppe	Tier (Nr.)	Gewicht (Kg)	Mittelwert	Alter (Monate)
A12w	837[a]	47		85
	839	41		55
	865	47	45	21
B16w	831[a]	47		116
	864	54		92
	863	50	50,3	101
C12w	856[a]	46		77
	872	53		68
	836	47	48,6	113

[a] Pilottier.

4.1.2 Klinischer Verlauf

In Phase I wurde zunächst je 1 Tier der Gruppe A, B und C als Pilottier operiert. Nach 2wöchigem, unauffälligem postoperativem Verlauf einschließlich Segmenttransport wurden je 2 weitere Tiere der Gruppe A sowie der Gruppe C operiert. Nach je einer weiteren Woche folgten das 2. und 3. Tier der Gruppe B. Alle Narkosen und Operationen verliefen komplikationsfrei. Die Wundheilung war primär. Ein Tier zeigte geringe thorakale Druckstellen durch den Hängegurt, die bei täglichem Wechsel der Gurte abheilten. Kein Tier mußte ausgeschlossen werden.

Segmenttransport
Gruppe A: Alle Segmente konnten vollständig bis an den distalen Kontaktpunkt transportiert werden. Bei 2 Tieren (Nr. 839, 865) wurde ab der 2. postoperativen Woche beim Spannen der Ratschenspindel mit der Hand ein erhöhter Transportwiderstand am Zugdraht bemerkt.

Gruppe B: Bei allen 3 Tieren fiel ab der 2. Woche ein erhöhter Transportwiderstand beim Nachspannen des Drahtes auf. Beim Pilottier (831) brach nach 4,5 Wochen der Draht an der medialen Umlenkschraube. Da bei Refixationsoperation des Zugdrahtes das Zugdrahtsegment nicht mehr zu bewegen war, wurde das Segment bei einem Restdefekt von 2 mm belassen. Beim 2. Tier (Nr. 864) brach nach 3,5 Wochen der Zugdraht an der Kante der Ratschenspindel. Das Zugseil konnte extern durch Klemmen refixiert und der Transport regulär beendet werden. Beim 3. Tier (Nr. 863) brach der Draht wiederum an der Umlenkschraube, diesmal nach 3 Wochen. Auch hier konnte der Transport nach Refixation eines neuen Drahtes beendet werden.

Gruppe C: Auch in Gruppe C fiel nach 2 Wochen ein erhöhter Widerstand beim Nachspannen der Drähte auf, der sich zunehmend steigerte und den Weitertransport vor Erreichen des Zieles verhinderte. Lediglich das Segment des 2. Tiers (Nr. 872) konnte bei erhöhtem Widerstand bis zum regulären Ende transportiert werden.

Belastung
Die Tiere entlasteten die operierte Extremität in den ersten postoperativen Tagen spontan. Während des täglichen Transportvorganges wurde das Bein meist gebeugt gehalten und nach Ende des Transportvorganges abgestellt. Im Anschluß erfolgte nur kurzer Lastwechsel über die linke hintere Extremität. Nach 2–3 Wochen nahm die Belastungsdauer deutlich zu. Nach Abschluß des Transportes und bei zunehmender knöcherner Konsolidierung steigerte sich die Belastung weiter. Am Versuchsende belasteten alle Tiere voll und waren bei weitgehend unauffälligem Gangbild mobil.

4.1.3 Komplikationen (Tabelle 7)

Die hohe Zahl an technischen Komplikationen führte zu einer Änderung des Versuchsprotokolls. Auf Nachoperation der Tiere mit unvollendetem Segmenttransport wurde verzichtet und Phase I als „preliminary series“ abgeschlossen. Die Ergebnisse sollten dennoch ausgewertet und als Vergleichsgrundlage herangezogen werden.

Tabelle 7. Zahl und Art der Komplikationen (Phase I)

Gruppe	Erhöhter Zugwiderstand	Drahtbruch	Unvollendeter Transport
A	0	0	0
B	3	3	1
C	2	0	2

Gleichzeitig sollte die Zugvorrichtung modifiziert und in einer Phase II („main series") systematisch angewendet werden.

4.1.4 Verlauf der Heilung in den Standardröntgenaufnahmen

Der Verlauf der knöchernen Heilung wird an je einem Beispiel der Gruppe A12w (Nr. 839), der Gruppe B16w (Nr. 864) sowie der Gruppe C12w (Nr. 872) dargestellt. Beschrieben wird zunächst der Distraktionsspalt, dann die Kontaktstelle.

A12w (Nr. 839)
Postoperativ: An der ventalen Kortikalis besteht ein Meißeldefekt, dorsal eine schräg ansteigende, schmale Frakturlinie. Der Kortikotomiebereich ist im a.-p.-Bild durch Überlagerung nicht einsehbar. An der defektseitigen Schnittkante des Transportsegmentes ist ein kleiner Sporn verblieben, der in den Defekt hineinragt.

3. postoperative Woche (Transportende): Dorsal spannt sich ein dichteres Regeneratband zwischen den Kortikales aus. Es ist nach dorsal konvex und greift periostal auf die proximalen und distalen Schaftenden über. Ventral des Nagels ist nur wenig flekkige Struktur zwischen den Kortikales, keine Knochenneubildung zu erkennen. Medial und lateral findet sich eine konvexe dichtere wolkige Struktur, die insbesondere medial weit auf die periostalen Schaftenden übergreift. Die Kontaktflächen stehen in geringem Abstand parallel zueinander, Kontakt hat der laterale Sporn an der Schnittkante des Transportsegmentes.

6. postoperative Woche: Dorsal haben Struktur und Dichte des Regenerates zwischen den Kortikales zugenommen. Nach ventral zu nehmen Struktur und Dichte des Regenerates ab, ventral besteht ein Loch im Regenerat. Die mediale Überbrückung ist quantitativ und qualitativ besser als die laterale. Hier findet sich noch eine kleine Einziehung, die Dichte ist geringer. Die Kontaktflächen stehen weiter planparallel. Dorsal und medial finden sich größere Kalluswolken im Sinne einer Spaltheilung, wobei zentral noch ein Spalt sichtbar ist.

9. postoperative Woche: Das dorsale Regenerat hat weiter an Struktur und Dichte zu-, die Konvexität abgenommen. Nach ventral zu nehmen Struktur und Dichte des Regenerates ab. Ventral findet sich ein unregelmäßig begrenzter Restdefekt. Weiterhin ist das mediale Regenerat reichlicher und dichter als das laterale. Die Spaltheilung der Kontaktstelle ist vorangeschritten. Medial beginnt der zentrale Spalt des hypertrophen

Kallus zu verschwinden. Ventral finden sich neben Resorptionszeichen kleine Kallusbrücken.

12. postoperative Woche (Versuchsende) (Abb. 5 a): Dorsal ist der Übergang der Kortikalis zum Regenerat nur noch unscharf. Der ventrale Restdefekt ist kleiner und schärfer abgegrenzt. Das ventrale Loch im a.-p-.Bild bei liegendem Nagel nicht mehr ersichtlich. Medial ist der Übergang zum alten Knochen nicht mehr abzugrenzen, aber auch lateral hat das Regenerat an Struktur und Dichte gewonnen. Im Kontaktbereich hat die Spaltheilung alle 4 Seiten erfaßt.

B16w (Nr. 864)
Postoperativ: An der ventralen Kortikalis findet sich ein Kortikotomiedefekt, dorsal ein schmaler, leicht nach kranial ansteigender Spalt. Der laterale Kortikotomiespalt ist einsehbar, der mediale nicht. Der transperiostale Defektbereich ist glatt begrenzt.

3. postoperative Woche: Dorsal findet sich ein schmales, mineralarmes, längsgerichtetes Band zwischen den Kortikales. Zentral ist das Band unterbrochen. Ventral findet sich kein Hinweis auf Knochenneubildung im Distraktionsspalt. Medial etwas mehr als lateral besteht ein z.T. noch fleckförmiges, z.T. längsgerichtetes, gering mineralisiertes Band zwischen den Kortikalisenden.

6. postoperative Woche: Das dorsale Regenerat hat an Dichte zugenommen. Im zentralen Bereich ist die Längsstruktur durch eine unregelmäßige begrenzte und stärker mineralisierte Linie unterbrochen. Ventral distal ist das Regenerat mineralsalzärmer und zeigt einen kleinen konkaven Defekt. Dorsal ist das Regenerat bezogen auf die Verbindungslinie der Kortikalis, leicht konvex, ventral dagegen über die ganze Länge des Defektes konkav. Das Regenerat erscheint medial etwas dichter als lateral. Auf beiden Seiten ist die Längsstruktur zentral noch nicht durchgehend. Die Kontaktfläche hat medial/ventral Kontakt, während die anderen Seiten leicht klaffen. Medial/ventral finden sich Resportionslakunen, an allen Enden kleine Appositionen.

12. postoperative Woche: Das Regenerat ist durchgehend längsstrukturiert. Von dorsal nach ventral nimmt die Dichte ab. Das ventrale Regenerat ist noch geringfügig konkav, ventral distal besteht noch ein kleiner Defekt. Hier ist die Mineralisierung geringer. Die Dichte nimmt von proximal nach distal ab. In der Kontaktstelle finden sich weiterhin medial Resorptionen, medial und ventral die größeren Appositionen zur Abstützung des Spaltes.

16. postoperative Woche (Versuchsende) (Abb. 5 b)*:* Die Längsstrukturen sind in allen Ebenen deutlicher ausgeprägt, ebenso wie die Kalkdichte. Dorsal und medial beginnen sich die Kortikales der Schaftenden aufzulösen, im Regenerat kann eine Kortikalis erahnt werden. Im Kontaktbereich ist zwischen den medialen und ventralen Abstützungsreaktionen noch ein Spalt erkennbar. Der laterale Spalt klafft.

C12w (Nr. 872): Distale Kortikotomie
Postoperativ: Ventral/medial besteht ein Kortikalisdefekt, dorsal eine schmale Frakturlinie, die nach proximal aufsteigt, nicht orthograd getroffen und daher nicht einsehbar ist. Der Defektbereich ist leer und glatt begrenzt.

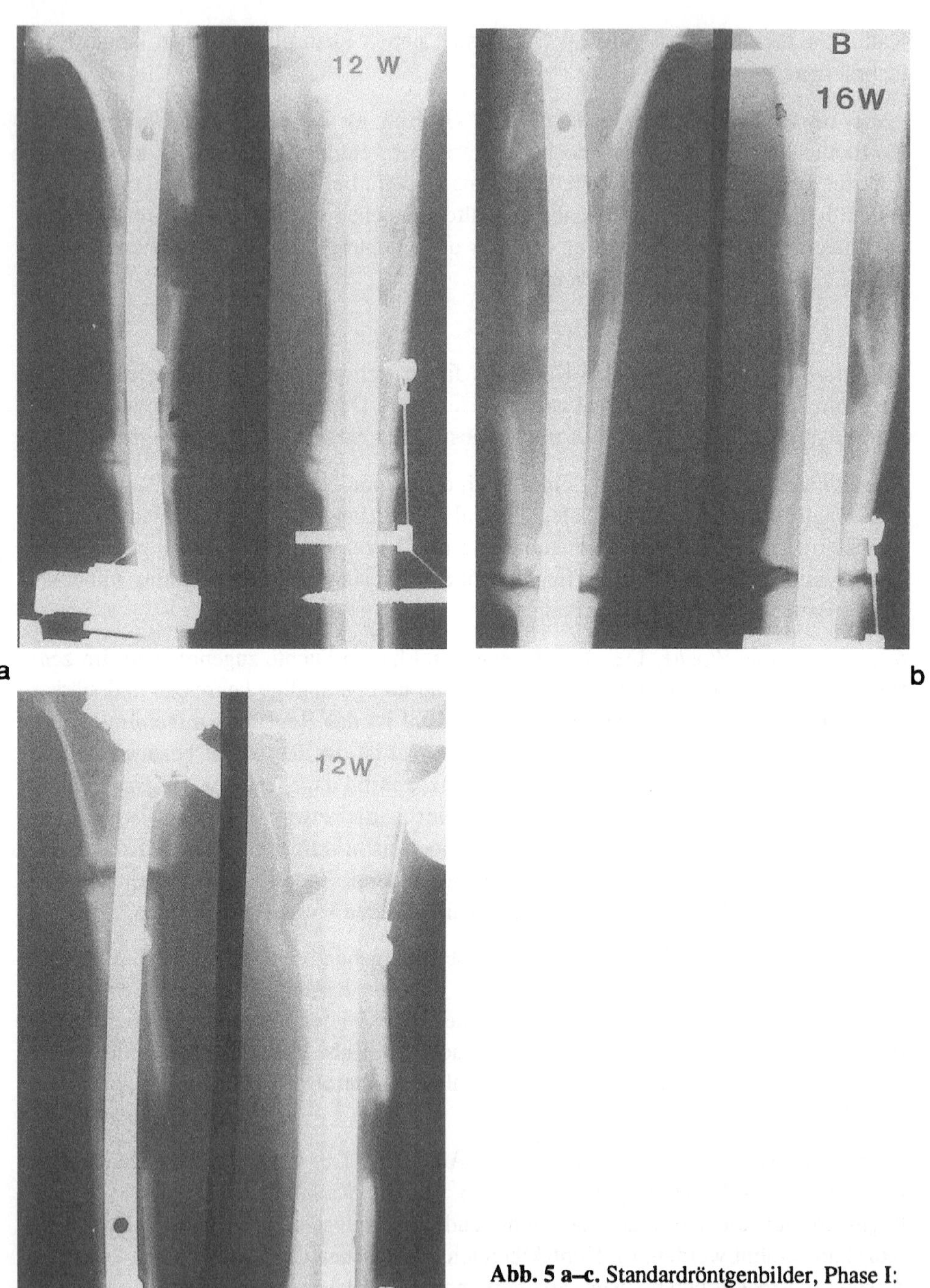

Abb. 5 a–c. Standardröntgenbilder, Phase I: Versuchsende. **a** A12w (Nr. 839), **b** B16w (Nr. 864), **c** C12w (Nr. 872)

3. postoperative Woche (Transportende): Im ventralen Spalt ist kein Regenerat erkennbar. Der dorsale Spalt ist nicht einsehbar durch Überlagerung. Der mediale Spalt klafft ohne Regenerat, lateral ist bei nicht einsehbarem Spalt zentral eine wolkenförmige Neubildung zu erkennen. Bei verkipptem Transportsegment besteht Knochenkontakt dorsomedial.

6. postoperative Woche: Ventral zieht ein schmales, längsgerichtetes Band zwischen den Kortikalesenden. Der nicht einsehbare dorsale Spalt ist dichter geworden. Ebenso findet sich lateral ein konvexes Regenerat, das die Kortikales überragt. Medial finden sich nur an den Enden der Kortikales kleine Knochenzapfen, zentral ein Defekt. Der dorsomediale Kontaktbereich zeigt Knochenresorption und Apposition.

12. postoperative Woche (Versuchsende) (Abb. 5 c)*:* Das ventrale Regenerat ist dichter, jedoch noch deutlich geringer mineralisiert als die Kortikales. Während sich das laterale konvexe Regenerat abgebaut hat, beginnt medial eine zunehmende Auffüllung des Defektes von lateral nach medial. Das Regenerat ist konkav. Im dorsomedialen Kontaktbereich ist bei nur geringer periostaler Kallusapposition ein Spalt zu sehen.

4.1.5 Videodensitometrie der Makroradiographie

4.1.5.1 Methode

Die Makroradiographien der Knochen wurden videodensitometrisch ausgewertet. Verwendet wurde eine Videokamera sowie ein halbautomatisches Bildanalyseprogramm. Bestimmt wurde der Grauwert in einem definierten Meßfeld. Das Meßfeld entsprach der Breite des Regenerates und hatte eine Höhe von 5 mm.

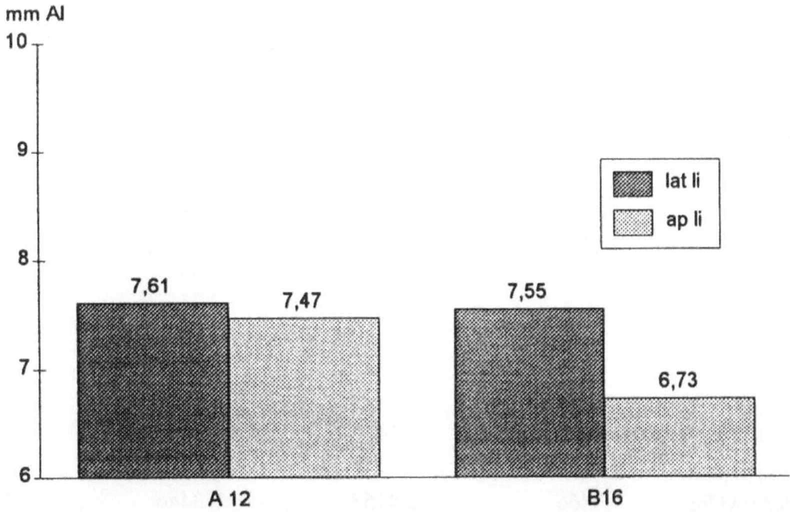

Abb. 6. Videodensitometrie der Makroradiographie (Phase I): Grauwert des Regenerates in mm Al (Mediane, lateral und a.-p.)

Zunächst wurden die Grenzen der Distraktionsbereiche optisch auf den Röntgenbildern markiert. Die Röntgenbilder wurden dann standardisiert auf einer Leuchtplatte mit konstanter Ausleuchtung montiert und die Ränder abgedeckt. Die Videokamera war in konstantem Abstand zur Leuchtplatte montiert. Vorab erfolgte ein Grauwertabgleich des Analyseprogramms, der während der gesamten Messungen in Phase I und Phase II beibehalten wurde.

Die Distraktionsbereiche wurden nun über die Videokamera von proximal beginnend mit der Videokamera aufgenommen und ins Analysesystem überspielt. Abgeta-

Tabelle 8. Videodensitometrie (Makroradiographie), Phase I

Präparat	837	A 12	831	B 16
Position	lat li	ap li	lat li	ap li
15	7,50	8,50	7,74	7,82
70	7,34	7,42	7,70	7,36
125	7,61	6,99	7,77	7,17
180	7,75	6,40	7,53	6,88
235			7,35	6,70
290			7,40	6,48
345			7,82	6,46
400			8,36	6,82
455			8,44	7,08
Anzahl n	4	4	9	9
StaAbwGru	0,1734	0,8865	0,3829	0,4374
StaAbwSti	0,1502	0,7677	0,3610	0,4123
Median	7,56	7,21	7,74	6,88

Präparat	839	A 12	863	B 16
Position	lat li	ap li	lat li	ap li
15	7,49	7,52	7,96	6,65
70	7,51	7,39	7,81	6,60
125	7,53	6,80	8,10	6,64
180	7,68	6,69	7,99	6,73
235			8,33	6,69
290			8,44	6,72
345			7,89	7,13
400			7,55	7,86
455			7,35	
Anzahl n	4	4	9	8
StaAbwGru	0,0866	0,4158	0,3446	0,4303
StaAbwSti	0,0750	0,3601	0,3249	0,4025
Median	7,52	7,10	7,96	6,71

stet wurden dabei Meßfelder der definierten Größe. Insgesamt wurden in Gruppe A 4 Meßfelder (entsprechend einer Länge von 2 cm), in Gruppe B 9 Meßfelder (entsprechend einer Länge von 4,5 cm) erfaßt. Das Bildanalysesystem errechnete den Grauwert jedes Meßfeldes. Im gleichen Meßdurchgang wurden die Grauwerte der mitbelichteten Aluminiumeichkeilflächen bestimmt. Für jedes Röntegenbild wurde dann eine Grauwerteichkurve entsprechend der Dicke des Aluminiumkeiles erstellt und daran der Grauwert des Distraktionsbereiches in mm Al umgerechnet. Die Grauwertdaten in mm Al der Distraktionsbereiche wurden im PC in Tabellenform aufgetragen. Die Medianwerte der Gruppen dienten zur graphischen Darstellung im Säulendiagramm.

4.1.5.2 Ergebnisse (Tabelle 8)

Die Mediane der Grauwerte lagen im lateralen Strahlengang in Gruppe A12w bei 7,61 mm Al, in Gruppe B16w bei 7,55 mm Al, im anteroposterioren Strahlengang in Gruppe A12w bei 7,47 mm Al, Gruppe B16w bei 6,73 mm Al (Abb. 6).

Tabelle 8 (Fortsetzung)

Präparat	865	A 12	864	B 16
Position	lat li	ap li	lat li	ap li
15	7,72	7,86	7,44	6,74
70	8,16	7,51	7,07	6,39
125	8,83	7,78	6,36	6,34
180		7,59	6,29	6,34
235			6,54	
290			6,36	
345			6,14	6,20
400			6,34	6,82
455			6,89	7,28
Anzahl n	3	4	9	7
StaAbwGru	0,5590	0,1626	0,4337	0,3805
StaAbwSti	0,4564	0,1408	0,4089	0,3522
Median	8,16	7,69	6,36	6,39
Ges. Median	7,61	7,47	7,55	6,73

Gesamt-Mediane:

	A 12	B 16
lat li	7,61	7,55
ap li	7,47	6,73

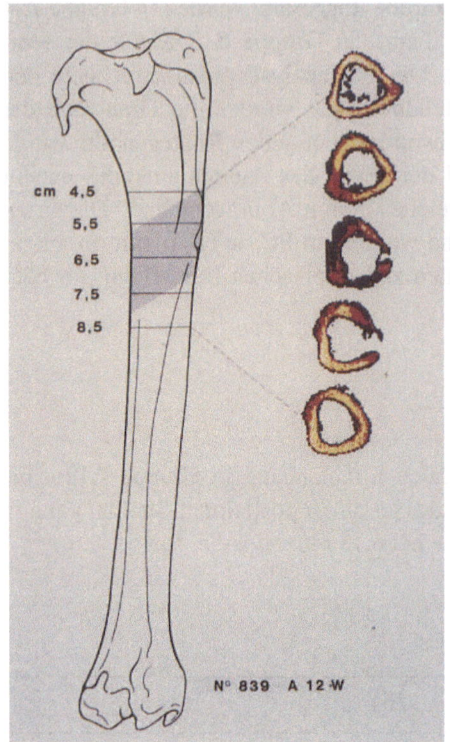

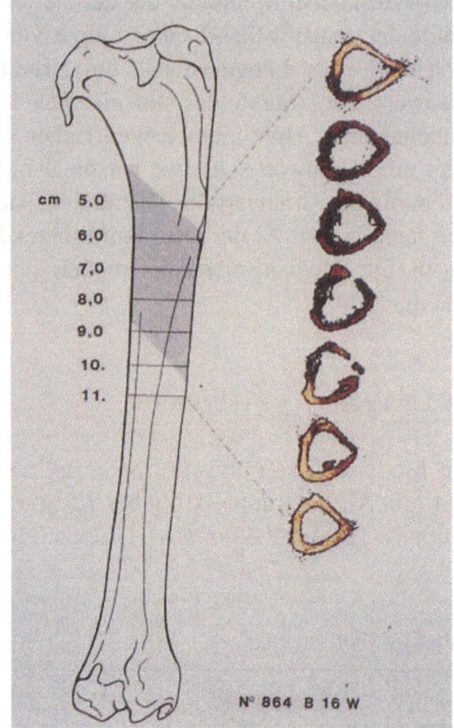

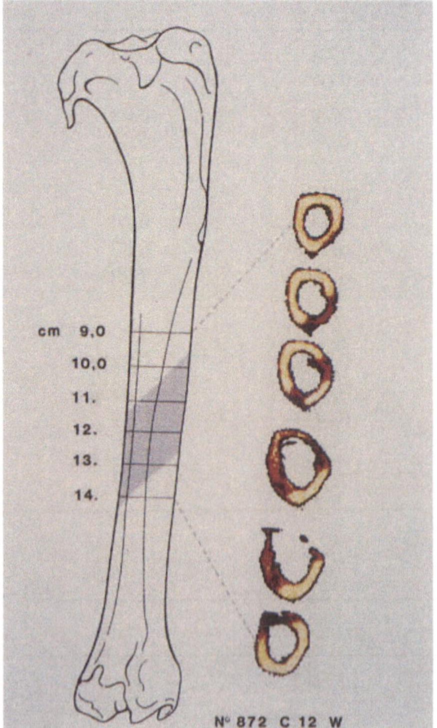

Abb. 7 a–c. ISOTOM-Querschnitte, Phase I. **a** Die Knochenneubildung (*rot, blau, schwarz*) erstreckt sich im wesentlichen auf 3 Schnitte (*5,5; 6,5; 7,5*), erfaßt ventral noch den darüber liegenden, dorsal noch den kaudal anschließenden Schnitt. Schnitt *7,5* zeigt ventral einen kleinen Restdefekt ohne mineralisiertes Gewebe auf. Schnitt *6,5* zeigt ventral einen schmalen Spalt. **b** B16w (Nr. 864): Die Knochenneubildung erstreckt sich von Schnitt 5–11. Das Regenerat (Schnitt *6–10*) erscheint dünnwandiger als bei Tier Nr. 839. Es besteht aus weniger roten und mehr blauen Dichteanteilen. Die Schnitte *7–9* weisen lateral und ventral kleine Restdefekte auf. Die Dicke des Regenerates scheint dünner als der ortsständige Knochen. **c** C12w (Nr. 872) Das im distalen diaphysären Bereich gelegene Regenerat erfaßt die Schnitte *9–14*. Schnitt *13* weist einen lateral gelegenen Defekt von halbem Schaftumfang auf. Die Dicke des Regenerates entspricht der des ortsständigen Knochens

4.1.6 Quantitative Computertomographie (ISOTOM)

Die linken und rechten Tibiae aller 9 Schafe wurden im ISOTOM geschichtet.

4.1.6.1 Querschnittstomogramme

Die dargestellten Querschnitte entstammen dem Regenerat. Weiß und gelb repräsentieren die höchsten Dichteklassen, rot, blau und schwarz geringere Dichten. Im Dichtebereich von rot und blau ist noch von knöchernen Dichteklassen auszugehen. Alle Distraktionsbereiche waren der Länge nach vollständig knöchern überbaut. Die Knochenregeneration wird in Abb. 7 dargestellt.

4.1.6.2 Semiquantitative Auswertung der Tomogramme

Länge des Regenerates: Als Länge des Regenerates wurde die Zahl der Tomogramme gewertet, die eine Knochenneubildung, d.h. Knochenanteile geringerer Dichte als diejenige der Kortikalis, aufwiesen.

A12w: Das Regenerat erstreckte sich über 20, 30 bzw. 50 mm.

B16w: Das Regenerat erstreckte sich über 50, sowie 2mal über 55 mm.

Länge des Restdefektes: Als Länge des Restdefektes wurde die Zahl der Schnitte gezählt, die einen Defekt im Querschnitt aufwiesen.

A12w: Der Restdefekt erstreckte sich über 10, 15 bzw. 25 mm.

B16w: Der Restdefekt erstreckte sich über 15, 25 bzw. 35 mm.

Das Verhältnis der Länge des Restdefektes zur Ausdehnung des Regenerates betrug im Mittel bei A12w 50,3%, bei B16w 47,2%.

Lage des Restdefektes: Die Lage des Restdefektes wurde in den einzelnen Querschnitten nach Ausdehnung auf 12 Sektoren (30°) des Kreisumfanges bestimmt. Die Zählrichtung begann bei 12 Uhr und verlief im Uhrzeigersinn. Defekte im Ring fanden sich im wesentlichen in den beiden anteromedialen und anterolateralen Sektoren (Nr. 1 und 12). Die restlichen medialen und lateralen Sektoren der vorderen halben Zirkumferenz waren in abnehmender Zahl zu gleichen Anteilen betroffen. Die hintere Zirkumferenz zeigte keine Defekte.

4.1.6.3 Histographische Darstellung (Abb. 8)

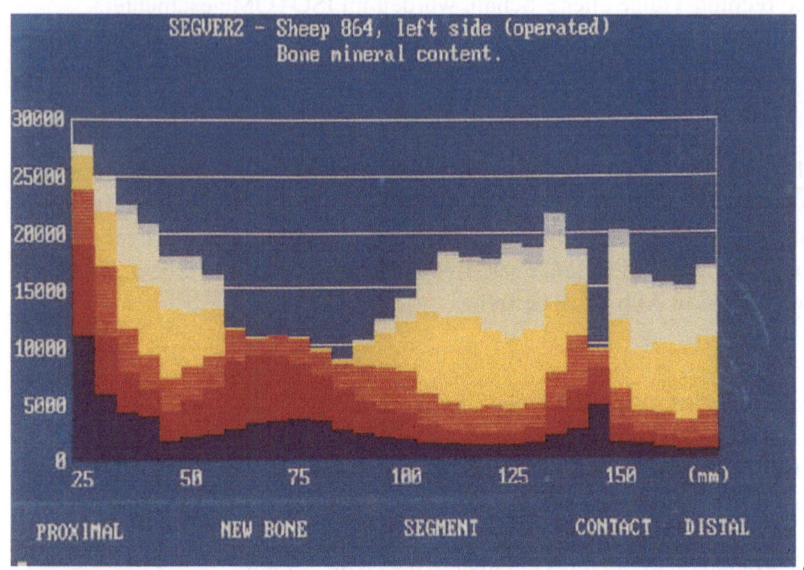

a

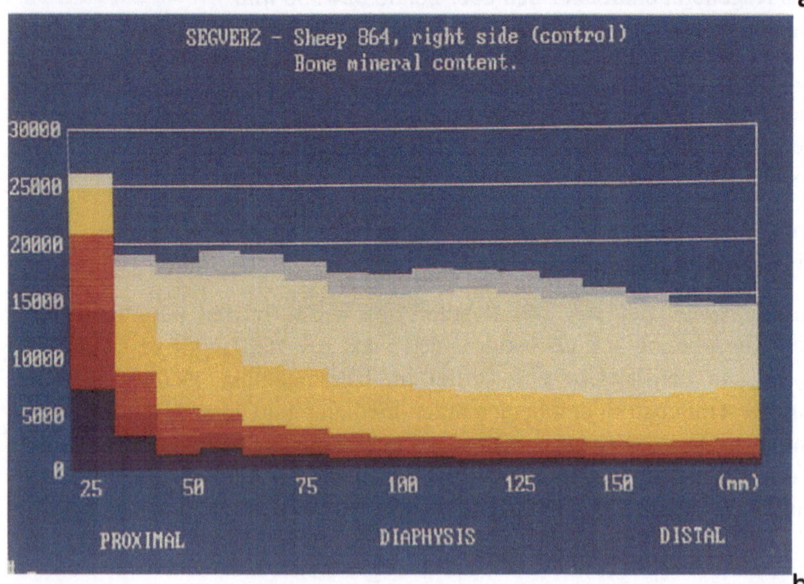

b

Abb. 8 a, b. QCT (ISOTOM) Analyse B16w (Nr. 864). Bone mass und relativer Anteil an Dichteklassen in jedem CT-Querschnitt, Darstellung aller Schnitte. **a** Linke Tibia, **b** rechte Tibia, nicht operiert. Im Distraktionsbereich liegt die Knochenmasse deutlich unter derjenigen der nichtoperierten Seite. Anteile mit hoher Dichte (*blau, gelb, grün*) fehlen. Anteile mit geringer Dichte (*rot, lila*) sind relativ erhöht

4.1.7 Mechanische Testung (4-Punkt-Biegung)

Die Steifigkeit der Knochen wurde als Verhältnis der operierten gegenüber der nichtoperierten Tibia in Prozent dargestellt.

4.1.7.1 Steifigkeit des Regenerates (Tabelle 9)

Die Steifigkeit betrug median für A12w 55% der nichtoperierten Seite, für B16w zwischen 33 und 43% sowie für C12w zwischen 33 und 39% der nichtoperierten Seite. Die Medianwerte der Steifigkeit waren in a.-p.- und m.-l.-Richtung etwa gleich (55,1% bzw. 55,6%). B16w war die Steifigkeit in a.-p.-Richtung (33,9%) kleiner als in m.-l.-Richtung (43,4%), bei C12w war das Verhältnis umgekehrt.

Die A12w-Regenerate waren in allen Fällen steifer als die B16w- und C12w-Regenerate. Die C12w-Regenerate waren in m.-l.-Richtung weniger steif als die B16w-Regenerate, in a.-p.-Richtung steifer als die B16w-Regenerate.

4.1.7.2 Steifigkeit der Dockingfläche (Tabelle 10)

Die Kontaktflächen waren bei A12w, bei C12w und B16w a.-p. deutlich weniger steif als die Regenerate, bei B16w m.-l. etwa gleich steif wie die Regenerate. Die Dockingflächen waren bei A12w steifer als bei B16w und bei C12w.

In Gruppe A12w und B16w (distale Lage der Dockingfläche) war die Steifigkeit in mediolateraler Richtung höher (44,9% bzw. 43,3%) als in anteroposteriorer Richtung (41,2% bzw. 17,8%). Bei C12w (proximale Lage der Dockingfläche) war die Steifigkeit in a.-p.-Richtung größer (24,7%) als in m.-l.-Richtung (21,7%). Die Steifigkeit in

Tabelle 9. Steifigkeit des Regenerates (Phase I)

Anteroposteriore Steifigkeit

	A12w	B16w	C12w
Median	55,1	33,9	39,0
Niedriger Wert[a]	32,8	19,6	16,9
Hoher Wert[a]	100,0	42,4	55,6

Mediolaterale Steifigkeit

	A12w	B16w	C12w
Median	55,6	43,4	33,7
Niedriger Wert[a]	31,6	32,7	29,2
Hoher Wert[a]	91,5	48,1	50,0

[a] Aufgrund geringer Fallzahlen war keine Darstellung als Boxplot möglich (vgl. Phase II).

Tabelle 10. Steifigkeit der Dockingfläche (Phase I)

Anteroposteriore Steifigkeit

	A12w	B16w	C12w
Median[a]	41,2	17,8	24,7
Niedriger Wert[a]	16,3	16,0	20,0
Hoher Wert[a]	78,0	32,5	29,8

Mediolaterale Steifigkeit

	A12w	B16w	C12w
Median[a]	44,9	43,3	21,7
Niedriger Wert[a]	22,8	14,0	14,3
Hoher Wert[a]	72,0	78,6	32,0

[a] Aufgrund geringer Fallzahlen war keine Darstellung als Boxplot möglich (vgl. Phase II).

a.-p.-Richtung war größer als bei B16w, in m.-l.-Richtung jedoch kleiner als bei B16w, in beiden Fällen jedoch deutlich unter den Werten von A12w.

4.1.8 Mikroradiographie

Die Ergebnisse der semiquantitativen Bewertung der Längsschnitte sind in Tabelle 21 dargestellt.

4.2 Phase II

4.2.1 Tierverteilung

Die systematische Auswahl, Reihung und Zuteilung der Schafe zu den Gruppen ergab eine nicht normale Verteilung der Alterswerte sowie eine normale Verteilung der Gewichtswerte (Wilk-Shapiro-Test, RS/1) (Abb. 9 und Tabelle 11).

4.2.2 Klinischer Verlauf

Alle Tiere wurden ohne Komplikationen narkotisiert und operiert. Der postoperative Verlauf wurde wöchentlich mit Hilfe eines Erhebungsbogens dokumentiert. Alle Schafe zeigten normalen Appetit und unauffällige Verdauung.

Körpergewicht (Tabelle 12): Die Gruppen mit kurzen Überlebenszeiten (A12w, B 162) verloren 7,8 bzw. 8,4% des Körpergewichtes während der Versuchszeit. Die

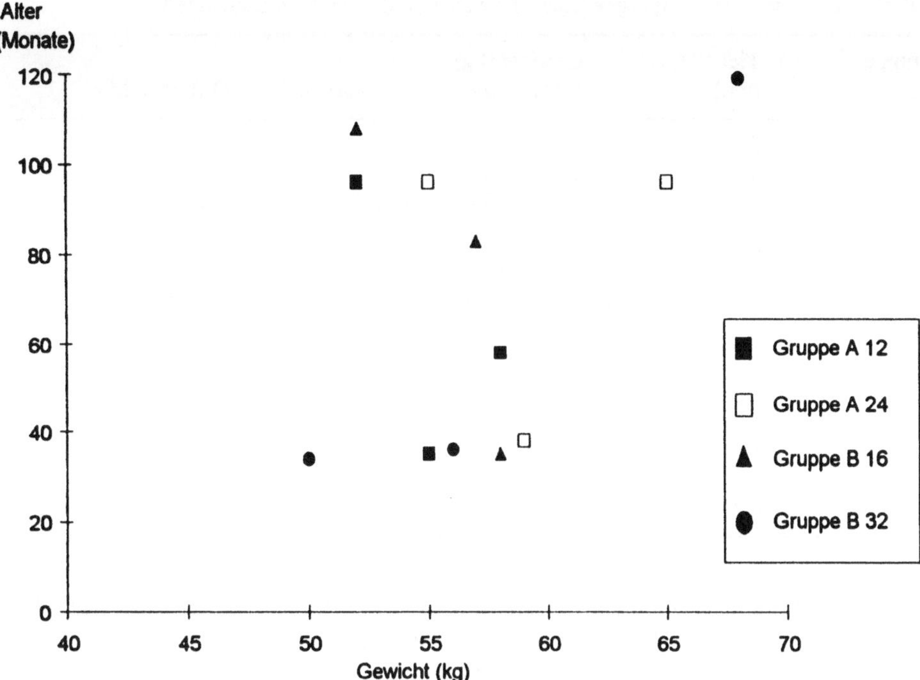

Abb. 9. Verteilung der Schafe nach Gewicht (kg) und Alter (Monate), Phase II

Tabelle 11. Verteilung der Schafe nach Gewicht und Alter (Phase II)

Gruppe	Tier (Nr.)	Gewicht (kg)	MW	Alter (Monate)	Alter (Tage)
A12w	884	58		58	1783
	889	52		96	3234
	890	55	55,0	35	1142
A24w	885	55		96	3057
	761	59		38	1114
	869	65	56,3	96	3069
B16w	859	57		83	2467
	883	52		108	3433
	817	60	56,3	35	985
B32w	809	56		36	1234
	871	68		119	3594
	876	50	61,0	34	1010

Tabelle 12. Verlauf des Körpergewichtes der Schafe während der Versuchszeit

Gruppe	Tier (Nr.)	Gewicht (kg) Präoperativ	Euthanasie	Differenz	MW
A12w	884	58	53	–5,0	
	889	52	50,5	–1,5	–4,3
	890	55	48,6	–6,4	(ca. 7,8%)
A24w	885	55	52,2	–2,8	
	761	59	62,4	+3,4	+1,33
	869	65	68,4	+3,4	(ca. 2,3%)
B16w	869	57	57	–	
	883	52	47	–5,0	–4,75
	817	58	53,5	–4,5	(ca. 8,4%)
B32w	809	56	51,5	–4,5	
	871	68	67,5	–0,5	
	876	50	57,5	+7,5	(ca. 1,4%)

Gruppen mit langen Überlebenszeiten (A24w, B32w) zeigten dagegen eine Gewichtszunahme um 2,3% bei A24w bzw. um 1,4% bei B32w.

Verhalten: Das Verhalten während des Segementtransports war bei 1/3 der Tiere eher ängstlich.

Schmerzen: Postoperativ wurden regelmäßig Schmerzmittel verabreicht. Schmerzen wurden während der Phase des Segmenttransportes dokumentiert. In Gruppe A hatten in der 3. Woche noch 3 Tiere geringe Schmerzen, nach 7 Wochen waren alle Tiere schmerzfrei. In Gruppe B hatten nach 3 Wochen noch alle Tiere Schmerzen, nach 6 Wochen war die Hälfte und nach 8 Wochen waren alle Tiere schmerzfrei. Das heißt, daß gegen Ende des Transportes noch die Hälfte der Tiere als gering schmerzhaft, 2–3 Wochen später alle Tiere als schmerzfrei eingestuft wurden.

Oberschenkelumfang: Der Umfang der Oberschenkelmuskulatur war nich adäquat meßbar.

Belastung: Vierbeinigen Stand mit längeren Belastungsphasen der operierten Extremität erreichten die Tiere in Gruppe A und B nach 4 Wochen, Vollbestlastung in Gruppe A nach 9 Wochen, in Gruppe B nach 13 Wochen.

Segmenttransport: Alle Segmente konnten ohne Komplikationen über die vorgesehene Länge transportiert werden. Die Segmente wanderten abwechselnd ohne Verkippen. Drahtbrüche wurden nicht beobachtet.

4.2.2.1 Komplikationen

2 Tiere (A24w, Nr. 761 und B16w, Nr. 859) entleerten im Verlauf der 1. und 2. postoperativen Woche ein steriles Serom über die Pineintrittsstellen. Die weitere Wundheilung war unauffällig.

2 Tiere zeigten kleine Hautnekrosen an den Pineintrittsstellen, einmal nach 5 Wochen (B16w, Nr. 817), einmal nach 25 Wochen (B32w, Nr. 871). Ein Tier zeigte Druckstellen an der Dorsalseite der Oberschenkel durch Gurtdruck. Alle Wundheilungsstörungen heilten unter regelmäßiger Wundpflege folgenlos aus. Alle anderen Tiere zeigten unauffällige primäre Wundheilungen ohne Entzündungszeichen.

Bei Tier A12w (Nr. 890) verhinderte ein kleines knöchernes Fragment den Flächenkontakt am distalen Docking. Die Kontaktstelle wurde daher in Kurznarkose über eine kleine Längsinzision revidiert und der flächige Kontakt hergestellt.

4.2.3 Verlauf der Heilung in den Standardröntgenaufnahmen

Ziel der wöchentlichen Röntgenaufnahmen war die Darstellung der Heilung im Zeitverlauf und damit der klinische Rückschluß auf die Steifigkeit des Knochens. Der Zeitverlauf der Heilung konnte im Rahmen dieses Versuches mit keiner anderen Methode erfaßt werden.

Die linken, operierten Tibiae wurden in wöchentlichen Abständen im a.-p.- und lateralen Strahlengang geröntgt. Standardisiert waren dabei die Röntgenanlage, die Belichtungszeit und Energie, der Fokusabstand, die Lagerung, die Filmentwicklung sowie der Eichkeil.

4.2.3.1 Typischer Verlauf der Heilung im Röntgenbild

Gruppe A24w, Defektlänge 20 mm (Nr. 761)
Postoperativ (Abb. 10 a): Ventral durch Meißel erweiterte Kortikotomiestelle, sonst schmaler Frakturspalt.

1. postoperative Woche: Dorsal findet sich eine „Körnung" im Spalt; ventral, medial und lateral ist der Spalt radiologisch leer.

2. postoperative Woche: Dorsal zieht ein Band von Periost zu Periost ohne zentralen Saum („periostales Band"). Auch zwischen den Kortikales findet sich eine dichtere fleckige Struktur. Ventral bleibt der Distraktionsspalt radiologisch leer. Medial etwas deutlicher und konvexer als lateral entwickelt sich ein schwach mineralisiertes Band zwischen den Knochenenden.

3. postoperative Woche (Transportende) (Abb. 10 b): Dorsal nimmt die wolkige Struktur an Ausdehnung zu; sie überlappt weiter die periostalen Knochenenden und dehnt sich auch nach ventral im Distraktionsspalt aus. Die fibröse Zwischenzone (FIZ) ist als Aufhellung zu erkennen und proximal der Mitte des Regenerates. Ventral des Nagels kann im Grellicht der zentralen Hälfte ein schmales kalkdichtes Band gesehen werden, während peripher vom proximalen und distalen Fragmentende stalaktitenartige Zapfen vorwachsen, die eine „ventralen Restdefekt" begrenzen. Medial und lateral nimmt das interkortikale Band an Dichte zu und ist etwa gleich dicht.

4. postoperative Woche: Dorsal findet sich reichlich Regenerat mit konvexer Form. Die fibröse Zwischenzone ist gerade noch abzugrenzen. Die Struktur hat sich deutlich

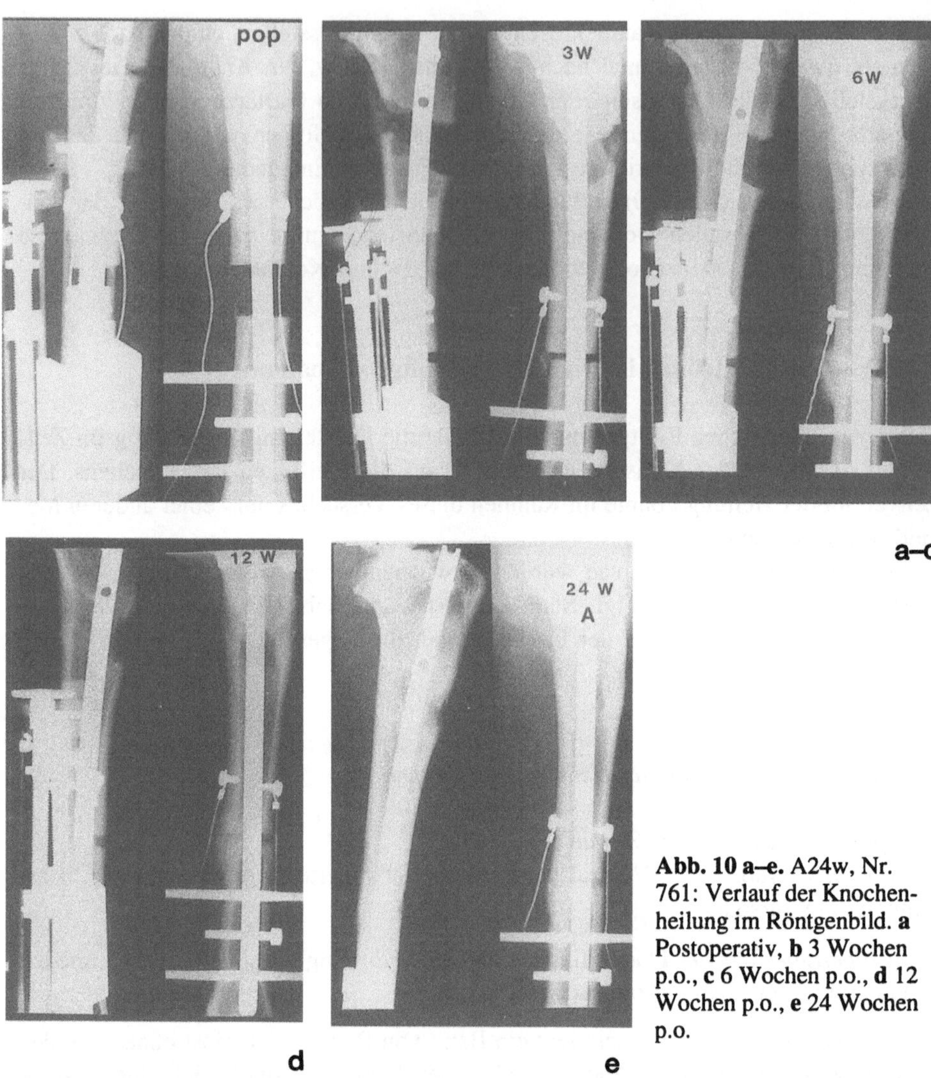

Abb. 10 a–e. A24w, Nr. 761: Verlauf der Knochenheilung im Röntgenbild. **a** Postoperativ, **b** 3 Wochen p.o., **c** 6 Wochen p.o., **d** 12 Wochen p.o., **e** 24 Wochen p.o.

verdichtet. Ventral sind die zentralen nagelnahen Bereiche stärker mineralisiert. Der „ventrale Restdefekt“ kann nun besser abgegrenzt werden. Das dorsale Regenerat ist wesentlich dichter als das zentrale, das mediale und laterale gleich dicht.

6. postoperative Woche (Abb. 10 c): Dorsal ist die fibröse Zwischenzone nicht mehr abzugrenzen. Knochendichte und Struktur haben deutlich zugenommen. Auch ventral haben Dichte und Struktur zugenommen, die Dichte ist aber deutlich geringer als dorsal, insbesondere sind die Fragmentenden wesentlich besser abzugrenzen. Auch die medialen und lateralen Regenerate sind entsprechend dichter.

8. postoperative Woche: Dorsal ist die Konvexität des Regenerates vermindert. Das Regenerat nimmt Längsstruktur an. Nach ventral zu nimmt die Dichte ab, die Fragmentenden sind besser abgrenzbar. Medial und lateral sind die Fragmentenden nur noch schwer zu erkennen.

12. postoperative Woche (Abb. 10 d): Dorsal ist das Regenerat nicht mehr konvex. Ein längsstrukturiertes Band zeichnet sich als neue Kortikalis ab. Die Übergänge zu den Fragmentenden werden von Dichte und Struktur her unscharf. Die Dichte verringert sich nach ventral zu. Ventral beginnt sich nun auch der Übergang der proximalen und distalen Kortikalis aufzulockern. Medial und lateral kann im Regenerat der Beginn einer Kortikalis abgegrenzt werden.

18. postoperative Woche: Dorsal, medial und lateral kann die neue Kortikalis gut abgegrenzt werden. Das ventral und distale Regenerat weist einen unregelmäßig begrenzten Defekt ohne Mineralisation auf („ventraler Restdefekt").

24. postoperative Woche (Versuchsende) (Abb. 10 e): Dorsal, medial und lateral sind die Übergänge vom Regenerat zum Fragmentende von Struktur und Dichte nicht mehr abzugrenzen. Ventral bleibt ein kleiner Restdefekt.

Gruppe B32w, Defektlänge 45 mm (Nr. 876)
Postoperativ (Abb. 11 a): Nach Meißelkortikotomie ist nur die ventrale Kortikalis in Meißelbreite defektartig erweitert. Der restliche Distraktionsspalt ist nur als schmale, den gesamten Knochenquerschnitt durchlaufende Frakturlinie zu erkennen.

1. postoperative Woche: Die Fragmente sind einige Millimeter auseinander gerückt. Dorsal ist der Distraktionsspalt radiologisch leer. Ventral finden sich kleine, unregelmäßig begrenzte Strukturen („Splitter im Spalt").

2. postoperative Woche: Dorsal spannt sich ein dichteres, schmales Band zwischen den periostalen Flächen der Fragmente. Ventral sieht man im Grellicht eine gerade sichtbare milchige Verdichtung, die von einzelnen dichteren „Körnern" durchsetzt ist („Körnung im Spalt").

3. postoperative Woche (Abb. 11 b): Dorsal findet sich zusätzlich zu dem dichten Band zwischen den periostalen Flächen der Fragmentenden auch eine Verdichtung zwischen den Enden des Kortikales. In der Mitte des Distraktionsspaltes hat sich ein querverlaufender, dreistufiger Bereich ausgebildet. Er ist zentral ca. 1 mm breit und am wenigsten röntgendicht. Nach proximal und distal zu den Fragmentenden hin nimmt die Dichte zu. Der „zentrale Saum" (fibröse Zwischenzone) ist in den nagelnahen Bereichen eher breiter, in den kortikalisnahen Randbereichen eher schmaler ausgebildet. Ventral an den Fragmentenden findet sich eine steifige gezackte Struktur geringer Dichte, die stalaktitenartig in den Distraktionsspalt ragt. Dazwischen finden sich weiter körnige Strukturen („steifige Dichtezunahme am Fragmentende").

4. postoperative Woche: Dorsal nimmt das Regenerat an Dichte zu, es besteht kein Unterschied mehr zwischen dem primären schmalen periostalen Band und dem intrakortikalen Bereich. Ventral finden die dichteren „Zapfen" in den zentralen nagelnahen Bereichen Kontakt, während peripher (kortikal) noch ein größerer Spalt mit minimal gekörnter Dichte besteht.

5. postoperative Woche: Das dorsale Regenerat erstreckt sich nur gering über die Ebene der Kortikalis (konvex). Die gleichmäßige Dichte und Längsstruktur des Regenerates dehnt sich zunehmend von dorsal nach ventral aus. Im letzten ventralen

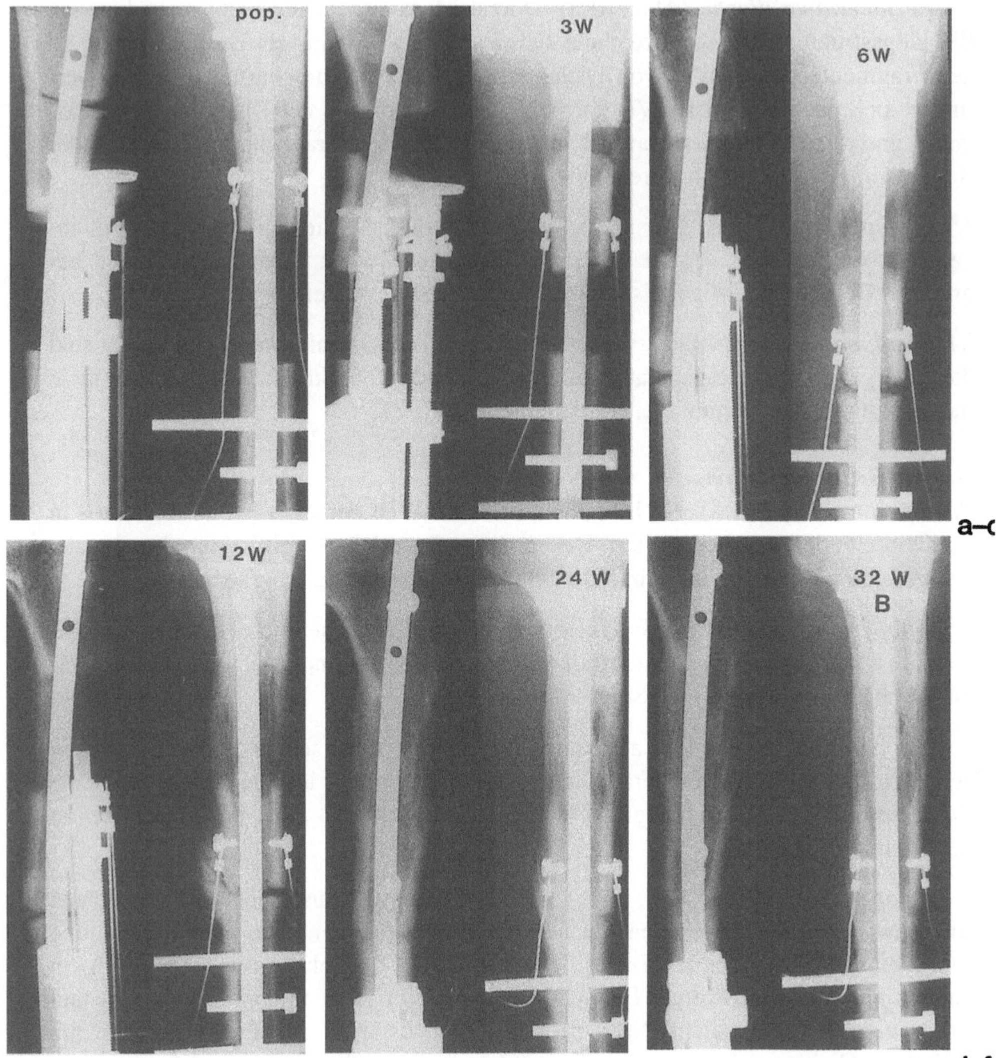

Abb. 11 a–f. B32w, Nr. 876: Verlauf der Knochenheilung im Röntgenbild. **a** Postoperativ, **b** 3 Wochen p.o.; **c** 6 Wochen p.o.; **d** 12 Wochen p.o.; **e** 24 Wochen p.o.; **f** 32 Wochen p.o.

Fünftel der Breite des Distraktionsspaltes ist die Dichte noch sehr gering. An den Fragmentenden ist ein dichterer, gezackter Bereich, dazwischen eine mehr als 1 cm messende Zone ohne mineralisierte Strukturen.

6. postoperative Woche (Abb. 11 c): Das Regenerat zeigt zunehmend Längsstruktur. Die Dichte ist dorsal am größten und nimmt nach ventral langsam ab.

7. postoperative Woche (Transportende): Das Regenerat ist dorsal nur noch gering konvex. Die fibröse Zwischenzone ist zunehmend schmaler geworden. Im ventralen Fünftel der Breite des Regenerates findet sich weiterhin zwischen dichteren Randzaken von etwa 1 cm Länge ein zentraler Bereich ohne röntgendichte Struktur.

8. postoperative Woche: Die fibröse Zwischenzone ist fast durchgehend mineralisiert.

10. postoperative Woche: Das Regenerat nimmt an Dichte zu, die fibröse Zwischenzone ist nicht mehr abzugrenzen. Der ventrale Restdefekt verschmälert sich von dorsal nach ventral, sowie von den Fragmentenden aus.

12. postoperative Woche (Abb. 11 d): Weitere Zunahme der Dichte und immer deutlicher gleichmäßigere Längsstruktur.

14. postoperative Woche: Deutliche Unschärfe der proximalen und distalen Übergänge der Fragmentenden zum Regenerat.

16. postoperative Woche: Auch ventral zunehmende Unschärfe der Übergänge der Fragmentenden zum Regenerat. Das dorsale Regenerat ist nicht mehr konvex. Zunehmende Verdichtung der Längsstruktur zwischen den Kortikalisenden (Beginn der Kortikalisformation).

18. postoperative Woche: Das Regenerat weist an den Übergängen zunehmend eine ähnliche Dichte auf wie die Fragmentenden.

20. postoperative Woche: Ventralseitig ist kein wesentlicher Defekt mehr zu sehen.

24. postoperative Woche (Abb. 11 e): Im Regenerat kann zunehmend eine Kortikalis abgegrenzt werden, insbesondere ventral. Ventral distal ist die Knochenstruktur des Regenerates und des Schaftendes nicht mehr abzugrenzen.

27. postoperative Woche: Ventral, proximal und distal sind die Kortikales des Regenerates und der Schaftenden nicht mehr abzugrenzen.

32. postoperative Woche (Versuchsende) (Abb. 11 f): Dorsal proximal sind Regenerat und alte Kortikalis gleich dicht. Die Struktur des dorsalen Regenerates ist weiter verdichtet. Dorsal distal kann die Fragmentspitze noch abgegrenzt werden. Ventral ist kein Defekt mehr zu erkennen. Proximaler und distaler Regeneratübergang sind fließend.

4.2.3.2 Densitometrie im Standardröntgenbild

Um die Heilung im Zeitverlauf quantitativ zu erfassen, wurde zunächst eine Dichtemessung mit Belichtungsmesser durchgeführt:

Methode
Auf einer Leuchtplatte wurde ein isodenses Lichtareal ausreichender Größe markiert. Mit einem photographischen Belichtungsmeßgerät wurden zunächst auf jedem Bild die Eichkeile (mm Al) in Lichtwerten erfaßt. Es erfolgte dann auf dem entsprechenden Bild im seitlichen und im a.-p.-Strahlengang eine punktförmige Messung des dorsalen und ventralen bzw. des medialen und lateralen Regenerates. Die Punktmessungen erfolgten leicht gegeneinander versetzt doppelt. Beim großen Defekt wurden 6 Meßfelder/Regeneratseite, beim kleinen Defekt 3 Meßfelder/Regeneratseite gemessen. Dies ergab 4752 doppelt erfaßte Meßpunkte für die 12 Tiere der Phase II. Mit

Hilfe einer Eichkurve, die für jedes Röntgenbild angefertigt worden war, wurden die gemessenen Lichtwerte in mm Al umgerechnet. Die Werte wurden mit Hilfe eines PC und RS/1 release bearbeitet und graphisch dargestellt.

Ergebnisse
Trotz Standardisierung ergaben sich im wöchentlichen Verlauf Belichtungsunterschiede der Einzelaufnahmen von erheblicher Größe. Die Dichteverlaufskurven zeigten für das Einzeltier nur geringe Dichteanstiege bei deutlichen Schwankungen. Die vorab festgelegte Belichtungszeit und Energie ergab zwar bei Begutachtung mit dem Auge eine ausreichende Beurteilbarkeit von Woche zu Woche. Bei Umrechnung in mm Al Äquivalent im Einzelbild ergab sich durch Zunahme der Heilung im Distraktionsspalt von „kein Regenerat" bis „mineralisierte Kortikalis" ein sehr großer Meßbereich der Lichtwerte, der mehrfach nicht mehr dem linearen Anteil der Eichkurve entsprach.

Densitometrisch war außerdem nur der Heilungsverlauf nach Transportende bei gleichbleibendem Distraktionsspalt zu vermessen. Randbereiche zeigten Überlagerungen mit alter Kortikalis, insbesondere im a.-p.-Strahlengang. Die ausschließliche Dichtemessung im Zeitverlauf konnte auch bei optimaler Eichung keine Strukturparameter erfassen, wie sie für die optische Bewertung der knöchernen Heilung und für Rückschlüsse auf die Steifigkeit erforderlich sind.

Dies führte zu einer visuellen Validierung des Heilungsverlaufs im Röntgenbild.

4.2.3.3 Bewertung des Heilungsverlaufes im Röntgenbild durch einen standardisierten Erhebungsbogen

Erhebungsbogen (Tabelle 13)
Anhand von typischen Heilungsverläufen im lateralen Röntgenbild bei 20-mm- und 45-mm-Transport wurden „typische Heilungsstadien" beschrieben. Auf eine Bewertung des a.-p.-Strahlenganges wurde wegen der stärkeren Überlagerung mit alter Kortikalis und damit zu geringer Einsicht in den Distraktionsspalt verzichtet. Es zeigte sich, daß sowohl zwischen ventral und dorsal als auch zwischen kleinem und großem Defekt zeitliche, strukturelle und dichtemäßige Unterschiede der Heilungsverläufe bestehen. Um einen Bogen für alle Verläufe zu erstellen, war es erforderlich, gleiche Punktwerte für verschiedene typische Stadien entsprechend verschiedenen Gruppen und Lokalisationen (ventral – dorsal / kleiner – großer Defekt) zu vergeben. Weiterhin mußte zwischen Distraktions- und Heilungsphase unterschieden werden. In der Distraktionsphase konnten typischen Stadien Punktewerte zugeordnet werden. Am Ende der Distraktionsphase mußte die Quantität und Qualität des erreichten Regenerates durch zusätzliche Punkte bewertet werden. Dies ergab eine Ausgangspunktzahl für A und B jeweils ventral und dorsal von maximal 14 erreichbaren Punkten. In der Heilungsphase fanden sich weniger typische Stadien, sondern eher eine graduelle Heilung. Der Fortschritt der Heilung wurde daher durch „Additionspunkte" bewertet. Es konnte jeweils nur 1 Punkt pro Woche und Lokalisation, jeder Punkt nur einmal und nur nach eindeutiger Abgrenzbarkeit des zu beobachtenden

Tabelle 13. Erhebungsbogen zur standardisierten Bewertung der Röntgenbilder

A.	Distraktionsphase
Punkte	Heilungsstadien
0	= nichts im Distraktionsspalt
1	= Splitter im Spalt
2	= Körnung im Spalt
3	= streifige Dichtezunahme am Fragmentende
4	= periostales Band von Fragment zu Segmentende (keine fibröse Zone oder schmale fibröse Zone)
5	= Regenerat geringer Dichte mit fibröser Zone > 10 mm ventraler Restdefekt > 10 mm (= Loch)
6	= spärlicheres Regenerat, geringere Dichte und/oder fibröse Zone 5–10 mm breit und / oder ventraler Restdefekt 5–10 mm breit
7	= reichlicheres Regenerat mit fibröser Zone 5–10 mm breit und proximale/distale periostale Überlappung
8	= spärlicheres Regenerat, mittlere Dichte und/oder fibröse Zone 2–5 mm breit und/oder ventraler Restdefekt 2–5 mm breit (konkav)
9	= reichlicheres Regenerat, und/oder fibröse Zone 2–5 mm breit (konvex) und proximale/distale periostale Überlappung und/oder Verminderung der Überlappung und zunehmende Längsstruktur
10	= spärlicheres Regenerat, höhere Dichte und/oder fibröse Zone < 2 mm breit, zunehmende Längsstruktur
11	= reichlicheres Regenerat mit fibröser Zone < 2 mm breit und proximaler/distaler periostaler Überlappung, Verminderung der periostalen Überlappung, zunehmende Längsstruktur
Bewertung des Regenerates am Ende der Distraktion	
Punkte	Kriterien
1	= flaches Regenerat (konkav), dünne Längsstruktur, geringere Dichte und/oder noch sichtbare fibröse Zone, ventral longitudinaler Füllungsdefekt und/oder ventraler Defekt > 10 mm
2	= flaches Regenerat, dünne Längsstruktur, mittelere Dichte und/oder verheilte fibröse Zone oder noch kleine Restscharte (5–10 mm)
3	= reichliches Regenerat, konvex, wolkige oder Längsstruktur, deutliche Dichte und/oder verheilte fibröse Zone, keine Restscharte
→ maximal 14 Punkte	
B.	Konsolidierungsphase (Additionspunkte), nur ein Punkt/Woche/Lokalisation
Punkt	Kriterien
1	= fibröse Zone geschlossen (Dichte)
1	= Dichte und Strukturzunahme, Verkleinerung des ventralen Restdefektes (nur ventral)
1	= Konvexität abgebaut (nur dorsal)
1	= Auflösen der Kortikalis am Fragmentende (ventral oder dorsal)
1	= Längsstruktur des Regenerates komplett (fibröse Zone longitudinal überbrückt, Dichte und Struktur)
1	= Angleichung Regenerat/Fragment Ende in der Flächenstruktur
1	= Ausbildung einer Kortikalis im Regenerat
1	= keine Abgrenzbarkeit Fragmentende/Regeneratdichte distal
1	= keine Abgrenzbarkeit Fragmentende/Regeneratstruktur distal
1	= keine Abgrenzbarkeit Fragmentende/Regeneratdichte proximal
1	= keine Abgrenzbarkeit Fragmentende/Regeneratstruktur proximal
1	= komplette Heilung ohne Abgrenzbarkeit
→ maximal 25 Punkte	

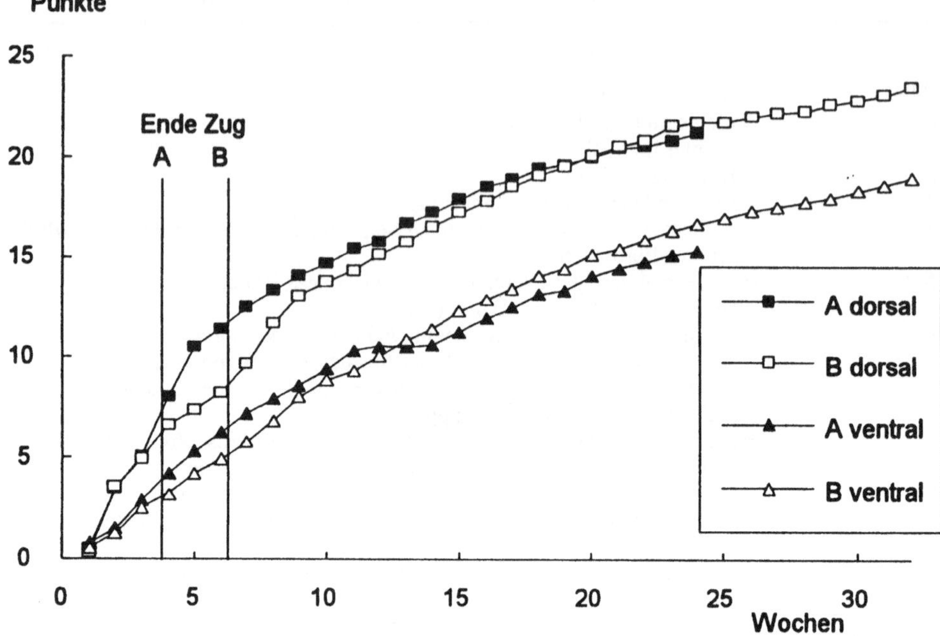

Abb. 12. Heilungsverlauf im Standardröntgenbild (Phase II)

Kriteriums vergeben werden. Insgesamt waren maximal 25 Punkte pro Gruppe und Lokalisation zu erreichen.

Ergebnisse

Die Bewertung der wöchentlichen Röntgenbilder mit Hilfe des Fragebogens erfolgte unabhängig voneinander durch 3 erfahrene Untersucher (Arzt/Chirurg).

Die Daten wurden mit PC verarbeitet und graphisch dargestellt (Abb. 12). Die Prüfung der statistischen Signifikanz wurde stichprobenartig mit dem Mann-Whitney-Test durchgeführt.

Die dorsalen Seiten wurden während des gesamten Verlaufes signifikant höher bewertet als die ventralen. Die dorsalen Werte der Gruppe A lagen ab der 3. Woche über denjenigen der Gruppe B. Der Unterschied war zwischen der 5. und 7. Woche signifikant ($p \leq 0{,}005$). Der Anstieg nach Punkten verlief dorsal steiler als ventral. Ventral fand sich zwischen den Gruppen A und B kein signifikanter Unterschied.

Die Gruppe A erreichte nach 24 Wochen im Mittel dorsal 21,22 Punkte, ventral 15,33 Punkte, ($p \leq 0{,}05$), die Gruppe B nach 32 Wochen im Mittel dorsal 23,56 Punkte, ventral 19,0 Punkte ($p \leq 0{,}05$).

Zum Versuchsende bestand zwischen den Mittelwerten der Gruppe A dorsal und A ventral ein Unterschied von 5,89 Punkten, zwischen den Mittelwerten der Gruppen B dorsal und B ventral ein Unterschied von 4,56 Punkten.

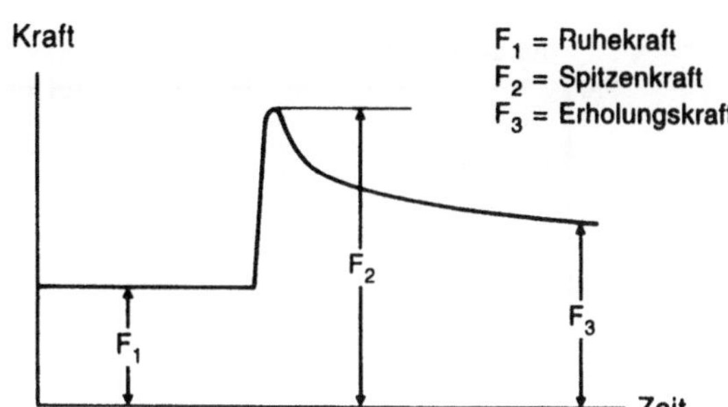

Abb. 13. Typischer Meßkurvenverlauf der Transportkraft für Transport um 1 · 1 mm

4.2.4 Messung der Transportkräfte

Die Transportkräfte zeigten bei der täglichen Messung einen typischen Kurvenverlauf. Innerhalb dieser Meßkurve wurden 3 Kräfte definiert (Abb. 13–15).

- F1 (pretaction force, Ruhekraft): Kraft zwischen Transportsegment und Fixateur vor Segmenttransport.
- F2 (peak force, Spitzenkraft): Summe aller Kräfte zwischen Transportsegment und Fixateur am Ende des Segementtransportes um 1 mm.
- F3 (posttraction force, Erholungskraft): Kraft 15 s nach Ende des Transportes zwischen Transportsegment und Fixateur.
  Das 15-s-Intervall wurde definiert, da die Kräfte entsprechend der Viskoelastizität des Gewebes (Leong et al. 1979) langsam nachließen.

F1 (pretraction force, Ruhekraft)
Die Ruhekräfte steigen in beiden Gruppen, bei 20-mm- und bei 45-mm-Defekt, langsam linear bis etwa 30 N im Verlauf der ersten beiden Transportwochen.

In Gruppe A stiegen ab dem Ende der 3. Woche die Werte von 2 Tieren (Nr. 890, 889) langsam bis auf 110 bzw. 150 N bei Transportende an; die Werte bei 2 weiteren Tieren (Nr. 869, 884) stiegen steil bis etwa 300 bzw. 400 N. Die Kurve eines Tieres (Nr. 885) stieg steil in den ersten 2 Wochen, fiel etwas ab, um dann erneut zum Ende Transportes steil anzusteigen. Die 6. Kurve (Nr. 761) ist aufgrund unvollständiger Meßwerte nicht repräsentativ.

In Gruppe B stiegen die Kräfte von 2 Tieren (Nr. 817, 876) langsam und linear weiter bis auf etwa 80 N am Ende des Transportes. Die Kurven von 3 Tieren (Nr. 883, 871, 809) erreichten zwischen der 3. und 5. Woche ein Plateau, und stiegen dann deutlicher auf 150–190 N gegen Ende des Transportes. Die Kraftmeßkurve eines weiteren Tieres (Nr. 859) stieg steiler, beginnend am Ende der 4. Woche, bis zum Transportende.

Insgesamt waren die Ruhekräfte niedriger als die Spitzen- und Erholungskräfte.

F2 (peak force, Spitzenkraft)
Die Spitzenkräfte aller 12 Tiere stiegen während der ersten 2–3 Wochen des Transportes beinahe linear mit einer Rate von etwa 5 N/d.

In Gruppe A stiegen die Kräfte im weiteren steiler und erreichten Werte zwischen 300 und 400 N gegen Ende des Transportes.

Ruhekraft (N)
Kraft
Zeit
Zeit (W)
Spitzenkraft (N)
Kraft
Zeit
Zeit (W)
Erholungkraft (N)
Kraft
Zeit
Lateraler Fixateur
Medialer Fixateur
Total lat. + med.
Lateraler Fixateur
Medialer Fixateur
Total lat. + med.
Zeit (W)
a

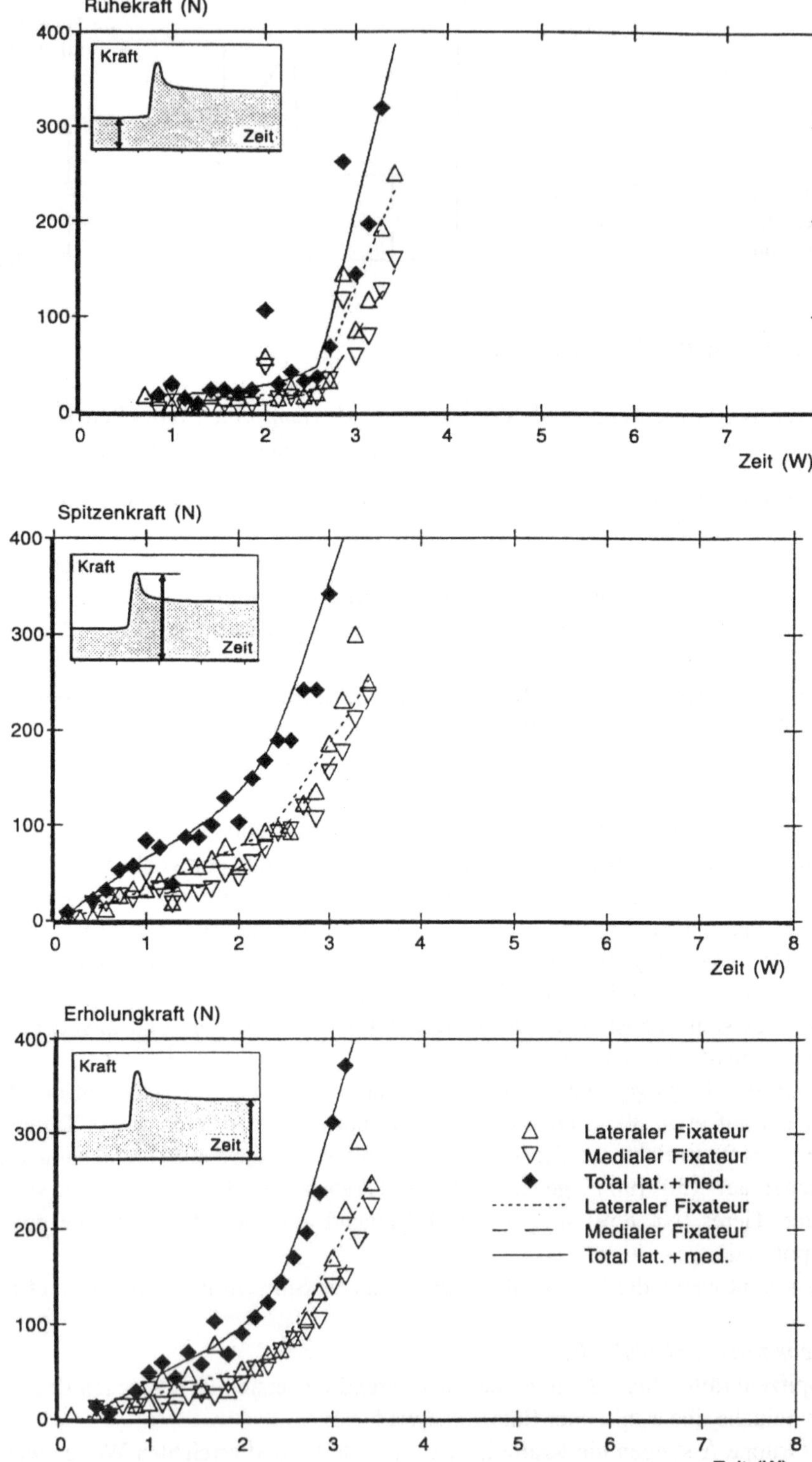

Abb. 14 a

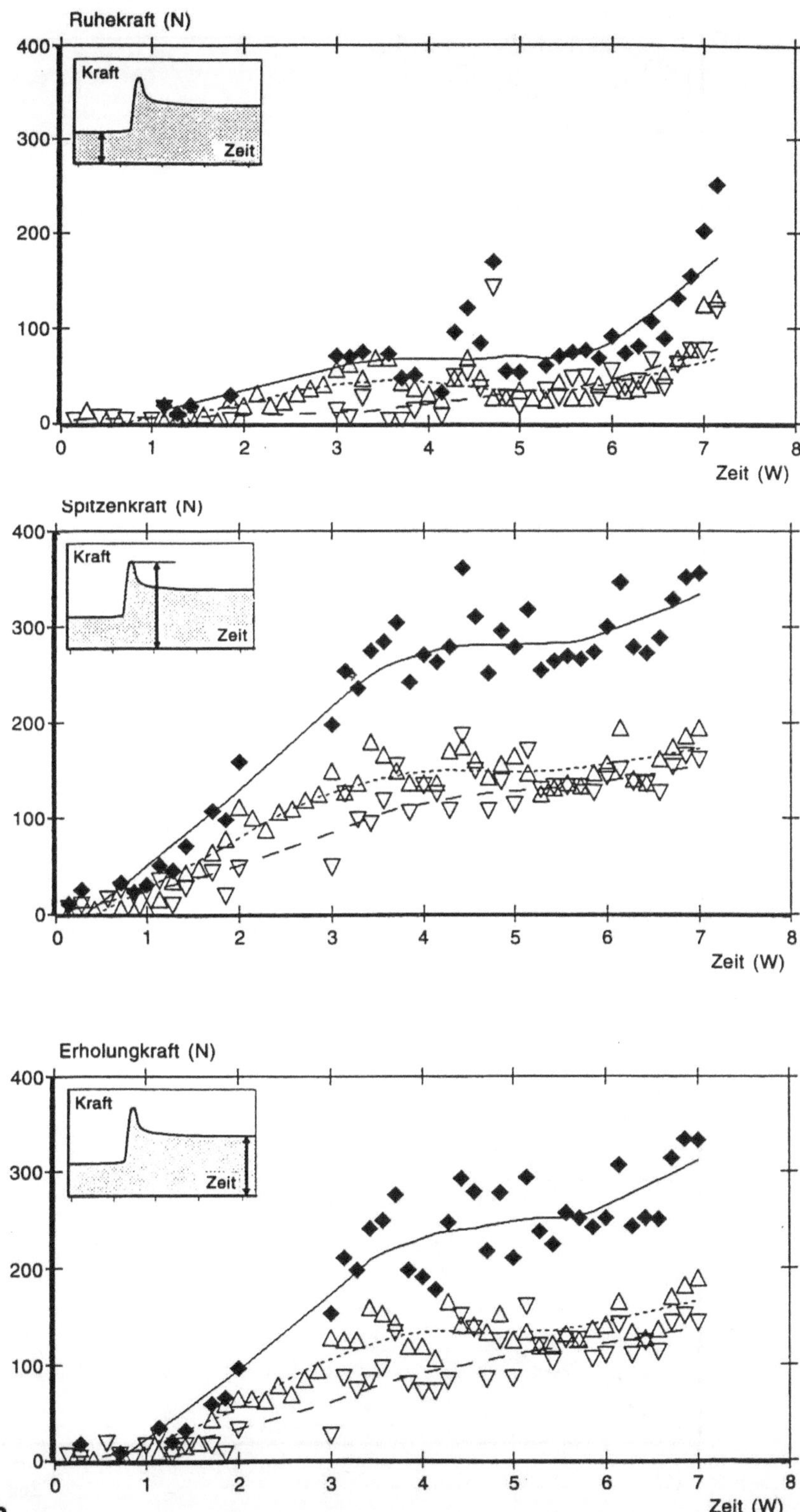

Abb. 14 a, b. Typische Verläufe von F1, F2 und F3. **a** A12w (Nr. 884), **b** B32w (Nr. 871). Den Sammelkurven liegt ein Smoothingfaktor von 0,5 zugrunde (RS/1; Chambers et al. 1983)

Ruhekraft (N)
Kraft
Zeit
400
300
200
100
0
0 1 2 3 4 5 6 7 8
Zeit (W)
Spitzenkraft (N)
Kraft
Zeit
400
300
200
100
0
0 1 2 3 4 5 6 7 8
Zeit (W)
Erholungkraft (N)
Kraft
Zeit
400
300
200
100
0
0 1 2 3 4 5 6 7 8
Zeit (W)
a

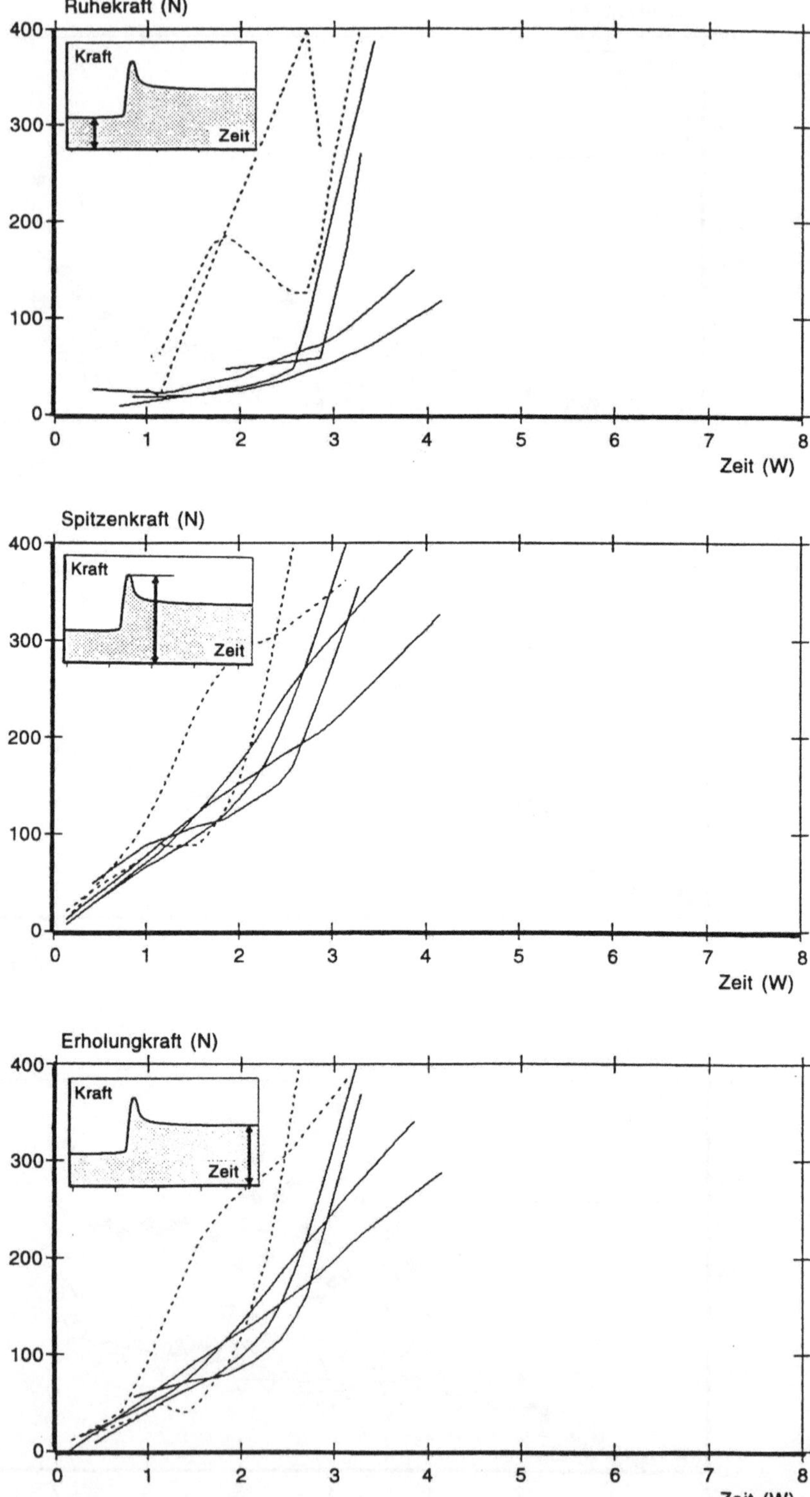

Abb. 15 a

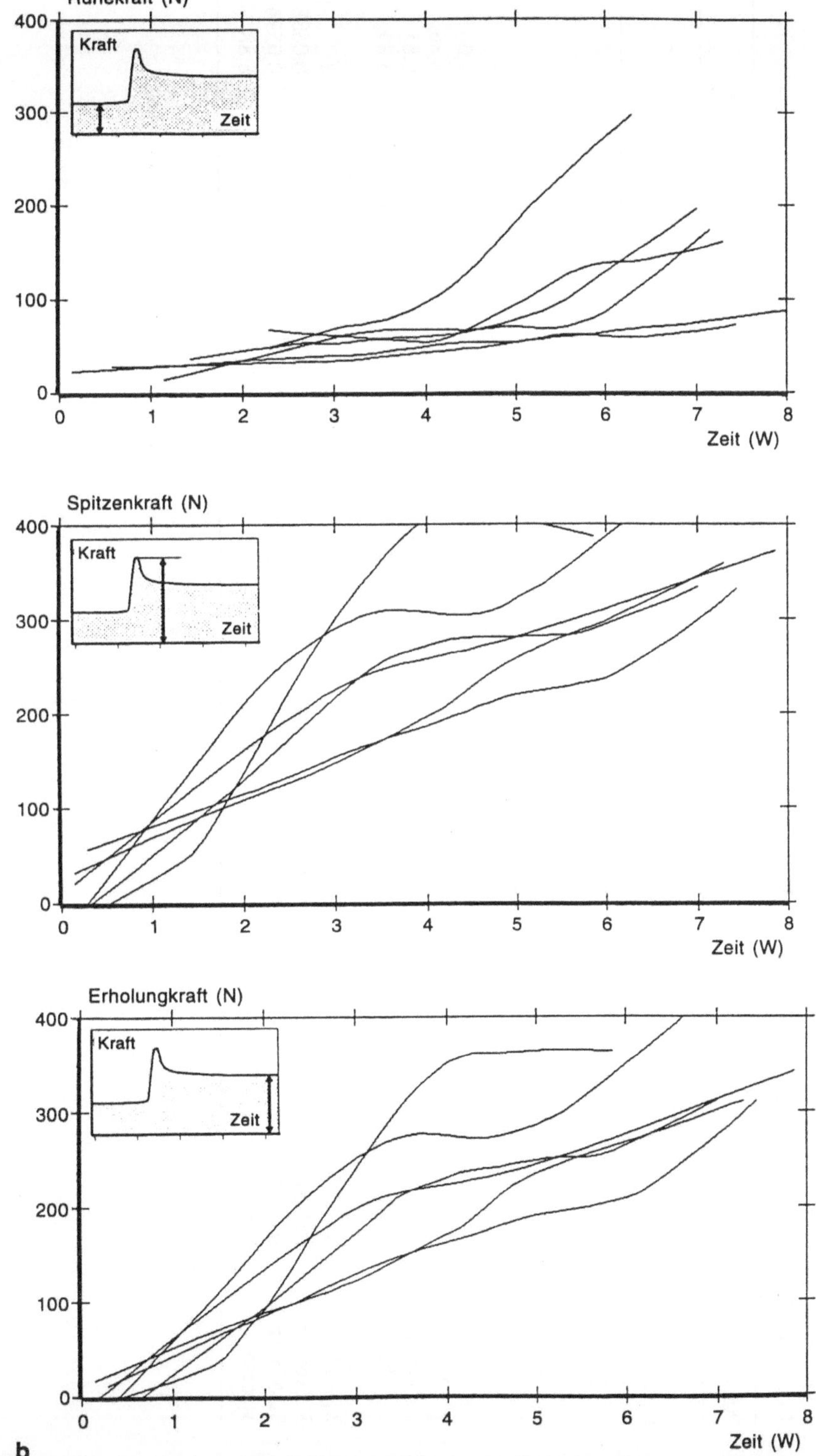

Abb. 15 a, b. Verläufe der Sammelkurven der Transportkräfte (Smoothingfaktor 0,5) für F1 (pretraction force), F2 (peak force), F3 (posttraction force). **a** Gruppe A: 20-mm-Transport, **b** Gruppe B: 45-mm-Transport

Tabelle 14. Videodensitometrie (Makroradiographie), Phase II

Präparat	884	A12	885	A24	817	B16	809	B32
Position	lat li	ap li	lat li	ap li	lat li	ap li	lat li	ap li
15	8,71	7,94	8,41		7,66	8,61	8,70	
70		7,78	8,23	6,65	7,28	8,22	8,48	
125	8,64	7,44	8,32	6,56	7,35	7,82	8,51	
180	8,79	7,55	8,44	6,62	7,44	7,80	8,56	
235					7,54	7,82	8,62	
290					7,72	7,71	8,61	9,00
345					7,90	7,51	8,52	8,86
400					8,30	7,42	8,49	8,85
455					8,34	7,28	8,52	8,89
Anzahl n	3	4	4	3	9	9	9	4
StaAbwGru	0,0751	0,2251	0,0949	0,0458	0,3869	0,4093	0,0730	0,0688
StaAbwSti	0,0613	0,1950	0,0822	0,0374	0,3648	0,3859	0,0688	0,0596
Median	8,71	7,67	8,37	6,62	7,66	7,80	8,52	8,88

Präparat	889	A12	761	A24	859	B16	871	B32
Position	lat li	ap li	lat li	ap li	lat li	ap li	lat li	ap li
15	7,01	7,80	9,06	7,97	6,68	7,57	7,62	7,41
70		7,41	8,66	7,85	6,22	7,18	7,15	7,77
125		7,17	8,56	7,79	6,32	7,04	7,08	8,10
180	7,02	7,19	8,99	7,68	6,36	7,09	7,00	8,10
235					6,40	7,27		7,96
290					6,82	7,34	7,10	8,08
345					7,16	7,20	7,22	8,20
400					7,32	7,49	7,29	8,34
455					7,76	7,36	7,42	8,52
Anzahl n	2	4	4	4	9	9	8	9
StaAbwGru	0,0071	0,2926	0,2447	0,1209	0,5308	0,1762	0,2037	0,3220
StaAbwSti	0,0050	0,2534	0,2119	0,1047	0,5004	0,1661	0,1905	0,3036
Median	7,015	7,30	8,83	7,82	6,68	7,27	7,19	8,10

Tabelle 14 (Fortsetzung)

Präparat	890	A12	869	A24	883	B16	876	B32
lat Position	ap li	lat li	ap li	lat li	ap li	lat li	ap li	li
15	8,22	7,68	7,43		7,34	7,65	8,70	
70	8,02	7,23	7,42		7,79	7,28	8,48	
125	7,77	7,15	7,45	9,84	8,22	7,02	8,51	
180	8,28	7,27	7,58	9,51	8,07		8,56	
235					7,88		8,62	
290					7,36		8,61	9,00
345					7,32		8,52	8,86
400					7,52		8,49	8,85
455					7,73		8,52	8,89
Anzahl n	4	4	4	2	9	3	9	4
StaAbwGru	0,2303	0,2370	0,0744	0,2333	0,3298	0,3166	0,0730	0,0688
StaAbwSti	0,1994	0,2052	0,0644	0,1650	0,3109	0,2585	0,0688	0,0596
Median	8,12	7,25	7,44	9,68	7,73	7,28	8,52	8,88
Ges. Median	8,22	7,43	8,37	7,79	7,44	7,42	8,51	8,52

Gesamt-Mediane:

	A12	A24	B16	B32
lat li	8,22	8,37	7,44	8,51
ap li	7,43	7,79	7,42	8,52

In Gruppe B bildeten die Kurven ein Plateau, blieben für 2 Wochen konstant zwischen 200 und 300 N, und stiegen dann gegen Ende des Transportes auf Werte zwischen 300 und 400 N.

Insgesamt lagen die Kräfte zum Transport über 45 mm gegen Zugende über denjenigen zum Transport über 20 mm.

F3 (posttraction force, Erholungskraft)
Die Kurven der Erholungskräfte zeigten das gleiche Verhalten wie diejenigen der Spitzenkräfte, lagen aber etwa 10% tiefer.

4.2.5 Videodensitometrie der Makroradiographie

Da die Makroradiographie im Faxitron belichtet wurde und damit einem höheren Standardisierungsgrad entsprach, konnte eine Grauwertanalyse durch Videodensitometrie durchgeführt werden. Die Signifikanzen zwischen den Gruppen wurden mit dem Wilcoxon-Test (Statgraphics) geprüft.

4.2.5.1 Ergebnisse (Tabelle 14)

Lateraler Strahlengang (Abb. 16)
Im lateralen Strahlengang lag der Grauwert (Median) des Distraktionsbereiches in Gruppe A12w bei 8,22 mm Al Äquivalent, in Gruppe A24w bei 8,37 mm Al Äquivalent. Der Unterschied war nicht signifikant.

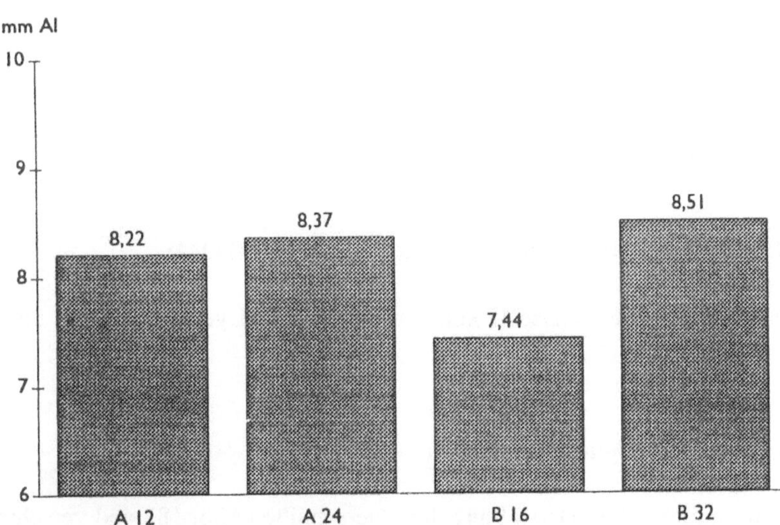

Abb. 16. Videodensitometrie der Makroradiographie, Grauwerte des Regenerates in mm Al (Mediane, lateral)

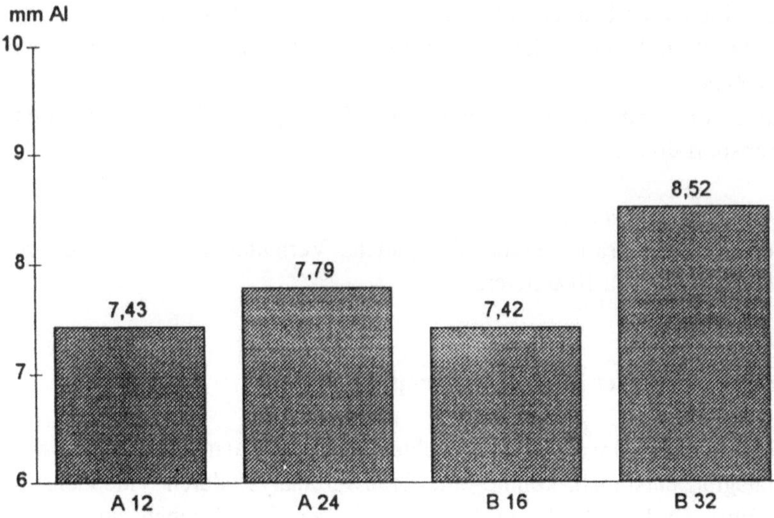

Abb. 17. Videodensitometrie der Makroradiographie, Grauwerte des Regenerates in mm Al (Mediane, anteroposteriorer Strahlengang). Die Grauwertmediane in Phase I liegen tendenziell tiefer als in Phase II, bei B16w a.-p.-Phase I sogar signifikant tiefer als bei B16w a.-p. der Phase II

In Gruppe B16w lag der Grauwert (Median) bei 7,44 mm Al Äquivalent, und stieg in Gruppe B32w signifikant ($p = 0{,}005$) auf 8,51 mm Al.

Der Grauwert (Median) bei A12w lag signifikant ($p = 0{,}005$) höher als bei B16w, der Unterschied zwischen A24w und B32w war nicht signifikant.

Anteroposteriorer Strahlengang (Abb. 17)
Im a.-p.-Strahlengang lag der Grauwert (Median) des Distraktionsbereiches in Gruppe A12w bei 7,43 mm Al Äquivalent, in Gruppe A24w bei 7,79 mm Al. In Gruppe B16w lag er bei 7,42 mm Al Äquivalent und stieg signifikant auf 8,52 mm Al Äquivalent in Gruppe B32w.

4.2.6 Quantitative Computertomographie (ISOTOM)

Alle 12 Tiere der Phase II konnten im ISOTOM geschichtet und die Daten ausgewertet werden.

4.2.6.1 Querschnittstomogramme

In der graphischen Darstellung der Querschnitte (Abb. 18) sind verschiedene Dichteklassen durch verschiedene Farben repräsentiert. Schwarz entspricht der geringsten, weiß der höchsten Dichte. Entsprechend der Zuordnung der Farbstufen zu numerischen Dichtewerten kann ab der Farbe blau und rot von Knochendichte ausgegangen

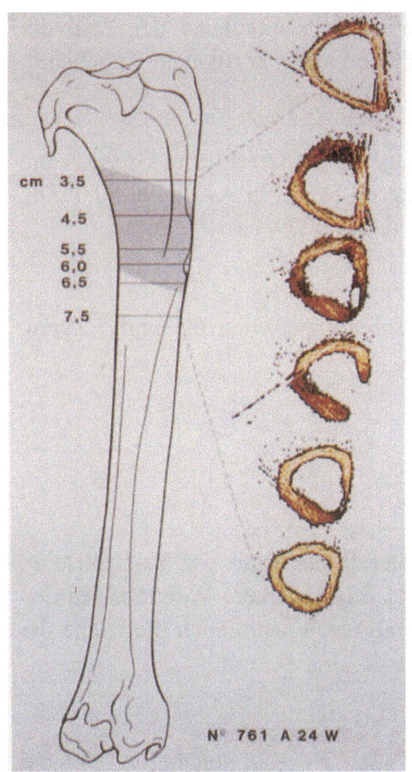

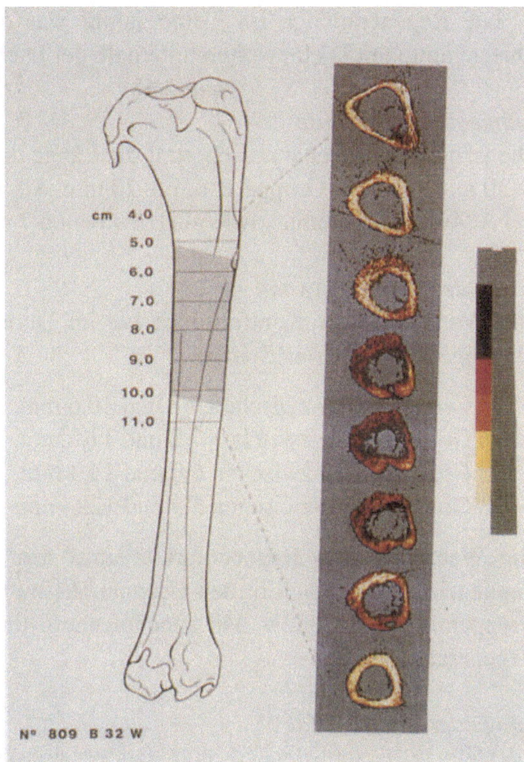

a b

Abb. 18 a, b. ISOTOM-Querschnitte, Phase II. **a** A24w Nr. 761: Die Ausdehnung des Distraktionsbereiches ist nur noch unscharf begrenzt. Auch im Regenerat fanden sich bereits *gelbe* Anteile hoher Dichte. Ein distaler Querschnitt (*6,0*) weist ventral einen Defekt auf (sog. „Restdefekt". **b** B32w Nr. 809: Auch hier ist der Distraktionsbereich rohrförmig überbrückt. Das Regenerat ist im Vergleich von geringerer Dichte und besser vom alten Knochen abgrenzbar. Es bestehen keine Defekte im Querschnitt

werden. Rot entspricht Knochen geringerer Dichte, d.h. neugebildetem Knochen, gelb und weiß Knochen höherer Dichte, d.h. altem kortikalem Knochen. In allen Fällen war der Distraktionsspalt der gesamten Länge nach röhrenförmig überbrückt. Die Form des Regenerates empfand die ursprüngliche Knochenform nach. Die Knochenbildung ist in Abb. 18 dargestellt. Die Ausdehnung des entsprechenden Distraktionsbereiches sowie die Lage der einzelnen Tomogramme ist im Schema gekennzeichnet.

4.2.6.2 Semiquantitative Auswertung

Die Querschnittstomogramme wurden semiquantitativ ausgewertet nach: Länge des Regenerates, Wanddicke des Regenerates, Defektbildung im Querschnitt (Größe und Lage) und nach Länge des Restdefektes.

Die Regeneratlänge im Tomogramm war definiert entsprechend der Zahl der Querschnitte mit Dichtewerten unterhalb der Dichte von altem kortikalem Knochen.

Länge der Regenerate

Die Länge des Regenerates übertraf die Länge des gesetzten Defektes in Grupp A um 5–30 mm sowie in Gruppe B um 0–20 mm. Sie lag im Mittel in A12w bei 40,0 mm, bei A24w bei 36,6 mm, sowie in B16w bei 66,7 mm, bei B32w bei 48,3 mm.

Dicke der Regeneratwand

Die Wanddicke der Kontrolltibiae lag im Durchschnitt zwischen 6,3 und 7,2 mm, diejenige der operierten Seiten:

- in Gruppe A12w zwischen 5,7 und 10,6 mm,
- in Gruppe A24w zwischen 7,8 und 11,0 mm,
- in Gruppe B16w zwischen 6,0 und 14,3 mm,
- in Gruppe B32w zwischen 5,5 und 12,6 mm.

Die Wanddicke des Regenerates übertraf fast überall diejenige der Kontrollseite. Tendenziell fanden sich in den Gruppen A12w und B16w dickere Wände als in den Gruppen A24w un B32w. Mit zunehmender Mineralisation nahm auch die Dicke der Regeneratwand ab.

Länge der „Restdefekte"

Restdefekte verschiedener Länge fanden sich in allen Regeneraten bei A12w, bei A24w und bei B16w, aber nur in einem Regenerat bei B32w. Die Restdefekte erstreckten sich im Mittel in Gruppe A12w auf 10,0 mm, in Gruppe A24w auf 8,33 mm sowie in Gruppe B16w auf 12,6 mm, in Gruppe B32w auf 3,33 mm.

Die relative Länge des Restdefektes im Verhältnis zur Regeneratlänge betrug in Gruppe A12w 25%, in Gruppe A24w 22,8%, in Gruppe B 162 34,9%, in Gruppe B32w 6,9%.

Bei Vergleich der relativen Länge der Restdefekte der Phase I mit denjenigen der Phase II zeigte sich eine deutliche Verkleinerung in Phase II sowie eine Abnahme der Länge der Restdefekte über die Zeit.

Lage der „Restdefekte"

Die Restdefekte betrafen die ventralen Quadranten mit geringerem Überwiegen nach medial. Betroffen waren in allen Fällen nur die ventrale Hälfte der Zirkumferenz. Es fand sich keine gruppenspezifische Verteilung.

Größe der „Restdefekte" im Querschnitt

Die Größe der Restdefekte variierte stark von Querschnitt zu Querschnitt und von Tibia zu Tibia.

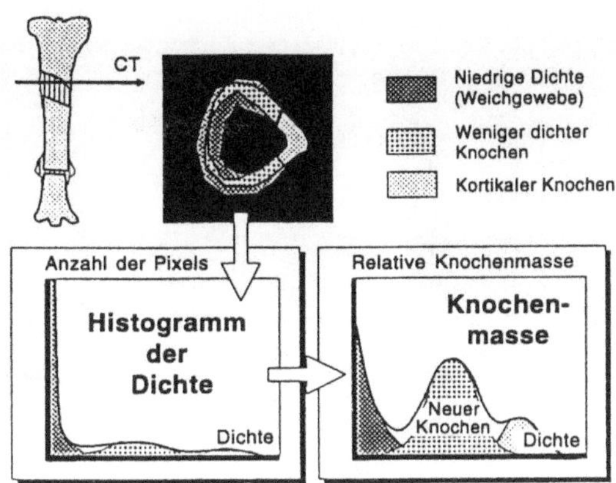

Abb. 19. Die Schritte der ISOTOM-Analyse

4.2.6.3 Histographische Darstellung

Zur histographischen Darstellung und Analyse wurden die Daten mit Hilfe des Programmes Tomoquer im Microvax Computer bearbeitet.

Die Werte der Matrix von Absorptionskoeffizienten können in „pixels" (picture elements) oder besser in „voxels" (volume elements) ausgedrückt werden. Ein „voxel" entspricht dabei einem räumlichen Bereich der Tomographiescheibe von 1 mm Dicke und 3 mm Höhe, entsprechend der Dicke des ISOTOM-Strahles. Die Absorptionskoeffizienten der „voxels" wurden in „vax units", einer ISOTOM-spezifischen Einheit, angegeben. In einer vorausgehenden Untersuchung konnte eine lineare Beziehung der „vax units" zur realen Dichte von Tricalciumphosphat-enthaltenden PMMA-Phantomen gezeigt werden (Kirchhofer 1988).

Die Dichteverteilung eines Querschnites, d.h. eines Tomogrammes, kann als Dichtehistogramm dargestellt werden (Abb. 19).

Zur Berechnung der Knochenmasse wurden zunächst diejenigen „voxels" unterhalb einer definierten Dichte, entsprechend der Dichte von Weichgewebe, ausgeschlossen. Die restlichen „voxels" eines Querschnitts wurden mit ihrer Dichte multipliziert und die Produkte addiert.

Bone mass (BM):	Summe der (voxels · Dichte).
Bone mass (BM):	x,y A(x,y) · D(x,y).
Fläche bzw. Volumen:	A(x,y) · (x,y = 1,–n).
Densitiy:	D(x,y) = A / BM.

Die Knochenmasse in jedem Querschnitt konnte nun als Säule dargestellt werden. In jeder Säule ist der Anteil der verschiedenen Dichteklassen aufgetragen (Abb. 20).

Bei allen Knochen der Phase II konnte im Distraktionsbereich eine Knochemasse erreicht werden, die zumindest gleich hoch, in den meisten Fällen sogar höher als diejenige des nichtoperierten Referenzbereiches lag. Bei einigen Tieren in Gruppe A und B fand sich eine Zunahme der Knochenmasse über die gesamten Länge der Tibia im Verhältnis zur nichtoperierten Seite (Nr. 890, 761, 809) (Abb. 20).

Die Dichteverteilung im Regenerat unterschied sich von derjenigen im angrenzenden alten Knochen bzw. im Knochensegment.

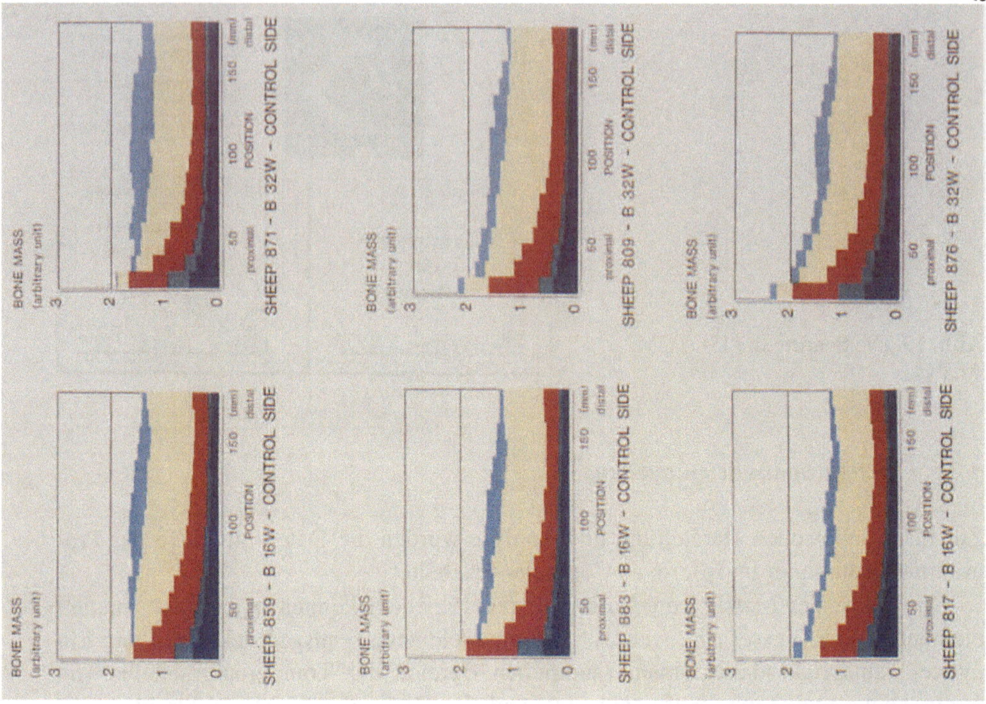

BONE MASS (arbitrary unit)
POSITION (mm) proximal distal
SHEEP 884 - A 12W - CONTROL SIDE

BONE MASS (arbitrary unit)
POSITION (mm) proximal distal
SHEEP 761 - A 24W - CONTROL SIDE

BONE MASS (arbitrary unit)
POSITION (mm) proximal distal
SHEEP 859 - B 16W - CONTROL SIDE

BONE MASS (arbitrary unit)
POSITION (mm) proximal distal
SHEEP 871 - B 32W - CONTROL SIDE

BONE MASS (arbitrary unit)
POSITION (mm) proximal distal
SHEEP 889 - A 12W - CONTROL SIDE

BONE MASS (arbitrary unit)
POSITION (mm) proximal distal
SHEEP 869 - A 24W - CONTROL SIDE

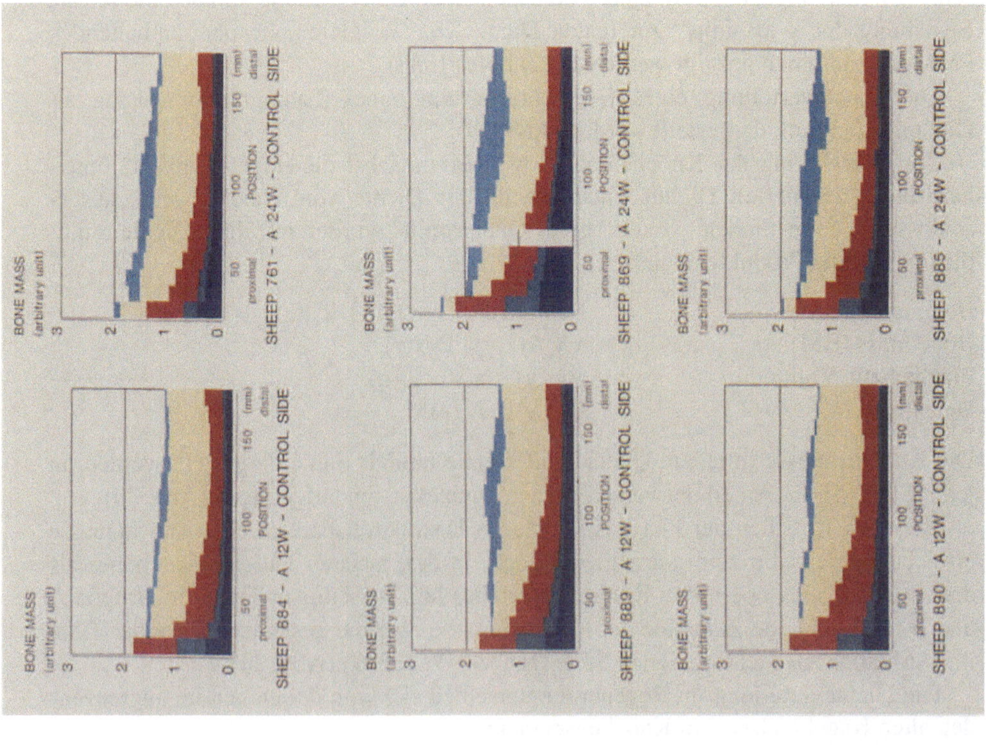

BONE MASS (arbitrary unit)
POSITION (mm) proximal distal
SHEEP 883 - B 16W - CONTROL SIDE

BONE MASS (arbitrary unit)
POSITION (mm) proximal distal
SHEEP 809 - B 32W - CONTROL SIDE

BONE MASS (arbitrary unit)
POSITION (mm) proximal distal
SHEEP 890 - A 12W - CONTROL SIDE

BONE MASS (arbitrary unit)
POSITION (mm) proximal distal
SHEEP 885 - A 24W - CONTROL SIDE

BONE MASS (arbitrary unit)
POSITION (mm) proximal distal
SHEEP 817 - B 16W - CONTROL SIDE

BONE MASS (arbitrary unit)
POSITION (mm) proximal distal
SHEEP 876 - B 32W - CONTROL SIDE

a

Abb. 20 a

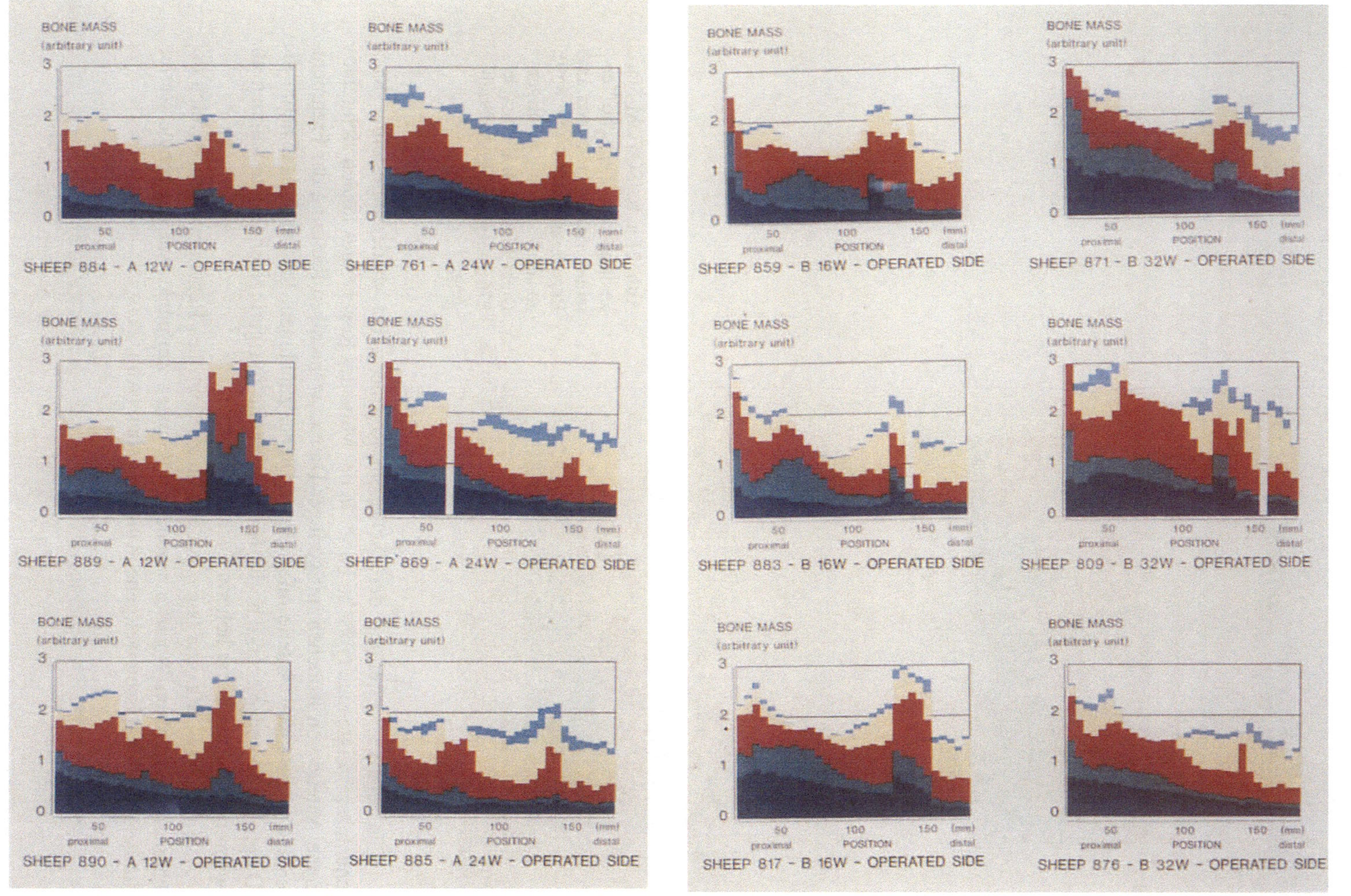

Abb. 20 a, b. ISOTOM-Histogramme aller Tibiae (Phase II). **a** Kontrollseite, **b** operierte Seite

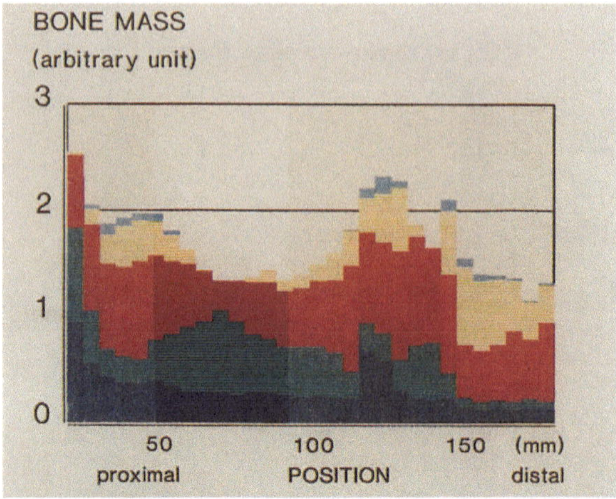

a

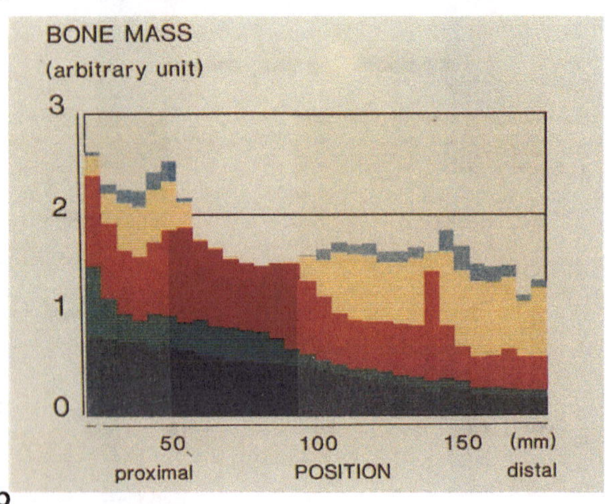

b

Abb. 21 a, b. ISOTOM-Säulendiagramm. Typische Verteilung der Dichteklassen im Regenerat: **a** B16w (Nr. 859), zonale Verteilung niedriger Dichteklassen, **b** B32w (Nr. 876), ausgeglichene Verteilung

Die relative Verteilung der Dichte im Regenerat bei wiederhergestellter Knochenmasse zeigte eine typische Form. In der Mitte des Regenerates fanden sich relativ hohe Anteile von Knochen mit geringer Dichte, während in Richtung der Fragmentenden die relativen Anteile mit höherer Dichte zunahmen. Im Zeitverlauf nahm die Dichte im Regenerat zu, d.h. die Knochenanteile mit geringerer Dichte nahmen ab, während die Anteile mit höherer Dichte zunahmen.

Minima bzw. Maxima lagen jeweils im Zentrum des Regenerates im Bereich der ehemaligen fibrösen Wachstumszone. Zum späten Zeitpunkt war die zonale Verteilung der Dichteklassen weitgehend ausgeglichen (Abb. 21).

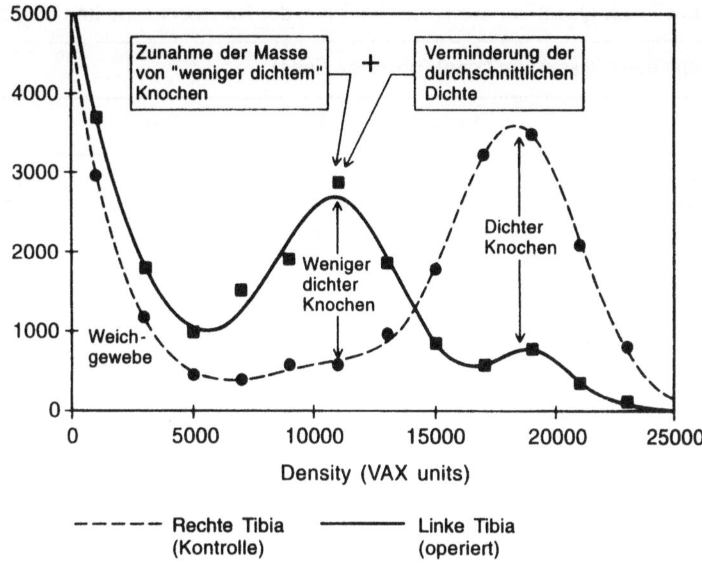

Abb. 22. Knochenmasse im Verhältnis zur Dichte in einem Querschnitt: Typische trimodale Verteilung im Regenerat, bimodale Verteilung im Kontrollknochen

4.2.6.4 Quantitativer Vergleich von Bone mass und Bone density

Erstellung eines mathematischen Modells

Um einen quantitativen und qualitativen Vergleich der Distraktionsbereiche zu ermöglichen, mußten die einzelnen Knochenschnitte miteinander verglichen werden. Bei schräg verlaufender Kortikotomie wurden im Tomogramm gleichzeitig alter kortikaler Knochen und Regeneratknochen dargestellt. Diese Überlagerung erschwerte die quantitative Analyse des neugebildeten Knochens. Die graphische Darstellung der Knochenmasse eines Querschnitts gegen die Knochendichte zeigte eine typische bi- oder trimodale Dichteverteilung.

Diese Beobachtung ermöglichte die Erstellung eines mathematischen dichteabhängigen Dreikomponentenmodells mit Diskrimination der 3 Komponenten eines Knochenquerschnittes (Abb. 22).

Die Anteile mit Dichtewerten unter 5.000 vax units entsprachen Weichgewebe. Der Kurvenverlauf dieser Anteile mit sehr geringer Dichte konnte durch eine Exponentialfunktion beschrieben werden:

$$BM_{\text{soft tissue}} = A \cdot e^{(-\text{dens}/(B)}.$$

Die Anteile mit Dichte zwischen 5.000 und 15.000 vax units entsprachen „less dense bone“, also dem neugebildeten Knochen im Regenerat. Der Verlauf war durch eine Gauss-Kurve gekennzeichnet:

$$BM_{\text{less dense bone}} = C \cdot e^{(-(\text{dens}-D)^2/E^2)}.$$

Tabelle 15. Quantitative statistische Daten der Knochenmasse und -dichte (ISOTOM)

Bone mass (less dense bone) (operierte Seite)

	A12w	A24w	B16w	B32w
Median	15.173	17.206	16.152	19.005
Oberes Quartil	16.346	19.824	17.473	22.964
Unteres Quartil	14.440	14.797	13.159	15.774

Bone mass (less dense bone) (Kontrollseite)

	A12w	A24w	B16w	B32w
Median	15.720	16.694	15.856	16.174
Oberes Quartil	16.061	17.684	15.888	16.403
Unteres Quartil	15.677	16.436	14.538	15.835

Bone densitiy (less dense bone) (operierte Seite)

	A12w	A24w	B16w	B32w
Median	9.227	10.877	7.242	10.223
Oberes Quartil	10.089	12.353	7.444	10.743
Unteres Quartil	7.409	9.986	7.071	9.672

Bone density (less dense bone) (Kontrollseite)

	A12w	A24w	B16w	B32w
Median	12.290	14.577	14.036	13.384
Oberes Quartil	12.865	15.258	14.851	13.667
Unteres Quartil	11.094	12.640	13.864	11.712

Bone density (cortical bone) (Kontrollseite)

	A12w	A24w	B16w	B32w
Median	17.608	18.580	18.124	18.224
Oberes Quartil	17.832	18.648	18.257	18.347
Unteres Quartil	17.144	18.427	17.825	18.034

Knochenmasse mit Dichte zwischen 16.000 und 21.000 Vax units entsprach sehr dichtem, also altem kortikalem Knochen. Auch diese Verteilung folgte einer Gauss-Kurve:

$$BM_{dense\ bone} = F \cdot e^{(-(den-G)2/H2)}.$$

Bei trimodaler Verteilung mußten 8 Parameter (A, B, C, D, E, F, G, H), bei bimodaler Verteilung 5 Parameter (A, B, C, D, E), aus den entsprechenden Graphiken der Querschnitte bestimmt werden. Ihre Berechnung erfolgte mit Curve Fitting in RS/1.

Ergebnisse (ISOTOM) (Tabelle 15)
42 Tomogramme der operierten Tibiae wurden mit 23 Tomogrammen der nichtoperierten Tibiae verglichen. 9 Schnitte der operierten Tibiae wurden entsprechend einer bimodalen Verteilung errechnet, alle anderen Schnitte zeigten trimodale Verteilungen.

Die Boxplots der Abb. 23 zeigen Summationswerte der Knochenmasse sowie der Knochendichte nur des neu gebildeten Knochens im Regenerat. Die Knochenmasse (bone mass) des neugebildeten Knochens nahm in beiden Gruppen (A, B) im Zeitverlauf gering zu. Die Anstiege erschienen nicht signifikant. Die Medianwerte bei B16w und B32w lagen gering über den entsprechenden der A-Gruppen, die Werte waren jedoch stärke gestreut. Die Dichtewerte des neugebildeten Knochens stiegen deutlich im Zeitverlauf. Die Dichteanstiege erschienen in beiden Gruppen signifikant. Die Dichtewerte von B16w lagen im Median sowie insgesamt tiefer als diejenigen von A12w. Ebenso lagen die Dichtewerte von B32w tiefer als die von A24w. Die Gruppenunterschiede waren nur gering.

4.2.7 Mechanische Testung der Biegefestigkeit (4-Punkt-Biegung)

Die Steifigkeit des Regenerates bzw. der Dockingflächen wurde als Verhältnis der Steifigkeit der operierten gegenüber der nichtoperierten Tibia berechnet. Im Boxplot (RS/1) sind der Median, das obere und untere Quartil sowie die Ausreißer dargestellt.

4.2.7.1 Steifigkeit des Regenerates

Die Steifigkeit des Regenerates nahm in beiden Gruppen über die Zeit zu. Die Größe der Steifigkeit in a.-p.- und m.-l.-Richtung war bei A12w und bei A24w etwa gleich, bei B16w in a.-p.-Richtung tendenziell höher als in m.-l.-Richtung. Alle Werte stellen das Steifigkeitsverhältnis operierte gegen nichtoperierte Tibia (%) dar (Abb. 24).

Anteroposteriore Steifigkeit (Tabelle 16)
Die Steifigkeit bei A12w entsprach derjenigen bei B16w (69%). Die Steifigkeit bei A24w (102%) lag höher als diejenige bei B16w (92%).

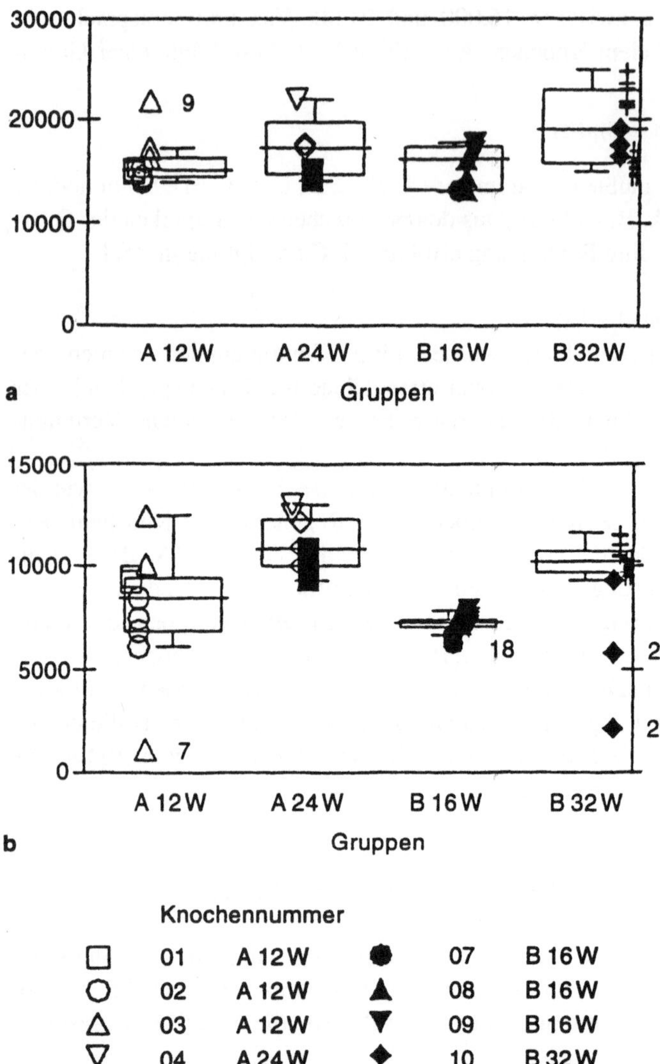

Abb. 23 a, b. Boxplot der Knochenmasse (**a**) und der Knochendichte (**b**) entsprechend dem mathematischen Modell nur des neugebildeten Knochens

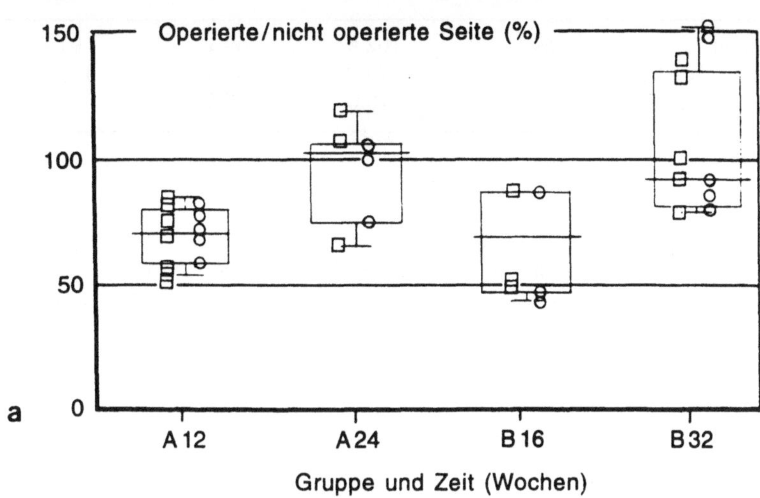

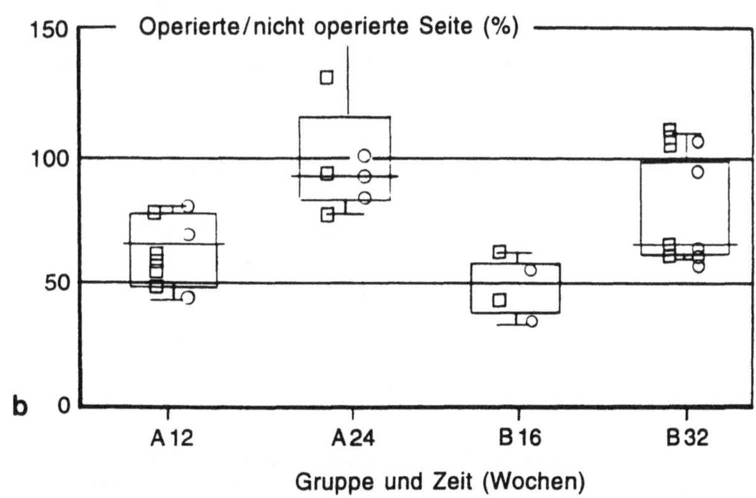

Abb. 24 a, b. Steifigkeit des Regenerates (4-Punkt-Biegung). **a** Anteroposteriore Steifigkeit, **b** mediolaterale Steifigkeit. Alle Werte stellen das Verhältnis operierte/nichtoperierte Tibia dar (%)

Tabelle 16. Anteroposteriore Steifigkeit des Regenerates (Phase II)

	A12w	A24w	B16w	B32w
Median	69.7	102.8	69.1	91.8
Oberes Quartil	79.7	105.9	68.9	134.4
Unteres Quartil	58.3	75.0	48.5	82.0

Mediolaterale Steifigkeit (Tabelle 17)
In mediolateraler Richtung war die Steifigkeit bei A12w (65%) größer als bei B16w (49%), und bei A24w (92%) größer als bei B32w (65%). B32w erreichte gerade die Steife von A12w.

4.2.7.2 Steifigkeit der Dockingfläche

Die Seifigkeit der Dockingfläche nahm in beiden Gruppen über die Zeit zu, nur von B16w nach B32w in mediolateraler Richtung gering ab (Tabelle 18).

Die Steifigkeit war bei A12w und B16w in mediolateraler Richtung größer als in a.-p.-Richtung, bei A24w und B32w jedoch in a.-p.-Richtung größer als in m.-l.-Richtung (vgl. Phase I, 4.1.7.1). Die Steifigkeit bei B war in der Regel größer als diejenige bei A, lediglich in m.-l.-Richtung bei B32w niedriger als bei A24w.

Sie war in 4 von 8 Gruppen kleiner, in 3 Gruppen kleiner oder gleich und nur in einer Gruppe (B32w, ap) größer als diejenige des Regenerates (Abb. 25).

4.2.7.3 Vergleich der Steifigkeit in Phase I und Phase II

Die Steifigkeit (Median) der Gruppe A12w lag in Phase II in m.-l.-Richtung um 10%, in a.-p.-Richtung um 14% über derjenigen der Phase I.

In Gruppe B16w lag die Steifigkeit (Median) in Phase II in m.-l.-Richtung um 6%, in a.-p.-Richtung um 35% über der entsprechenden Steifigkeit der Phase I.

Tabelle 17. Mediolaterale Steifigkeit des Regenerates (Phase II)

	A12w	A24w	B16w	B32w
Median	65.4	92.0	49.2	65.3
Oberes Quartil	78.4	115.0	59.3	98.7
Unteres Quartil	47.1	82.4	38.8	62.0

Tabelle 18. Steifigkeit der Dockingfläche (Phase II)

Anteroposteriore Steifigkeit

	A12w	A24w	B16w	B32w
Median	36.2	98.2	58.2	108.6
Oberes Quartil	53.4	103.1	97.4	127.5
Unteres Quartil	27.7	87.0	25.0	91.3

Mediolaterale Steifigkeit

	A12w	A24w	B16w	B32w
Median	45.8	91.2	62.2	65.5
Oberes Quartil	53.3	116.5	115.5	106.3
Unteres Quartil	17.4	81.0	9.3	55.8

4.2.8 Mikroradiographie

Die Mikroradiographien wurden in einem Stereomikroskop beurteilt.

Dorsal fand im Längsschnitt des Regenerates reichlich spongiöser Knochen („hypertrophes Regenerat"). Die Knochenbildung ging proximal dorsal fast ausschließlich von periostal der metaphysären Kortikalislamelle aus (Abb. 26 a), distal dorsal von periostal und endostal (Abb. 26 b). Die Knochenmenge war dorsal größer, die Struktur eher weiter, das Regenerat war deutlich „konvex".

Ventral fand sich bezogen auf den queren Durchmesser oft weniger, dafür dichterer Knochen als dorsal. Ventral, ventromedial, ventrolateral und angrenzend an ventrale Restdefekte waren die Strukturen tendenziell eher lamellär. Die Knochenbildung ging mehr von interkortikal und endostal und nicht von periostal aus (Abb. 26 c). Das Regenerat war nie „konvex" („hypotrophes Regenerat").

4.2.8.1 Semiquantitative Bewertung der Mikroradiographie durch Erhebungsbogen

Die Mikroradiographien wurden mit Hilfe eines Erhebungsbogens (Tabelle 19) semiquantitativ bewertet. Im Längsschnitt wurden die Qualität der Übergänge zwischen ortsständigen Knochen und Regenerat, die Menge des Regenerates, die Porosität des Regenerates (Qualität I) sowie die durchgehende Struktur des Regenerates (Qualität II) beurteilt. Die Beobachtungen wurden getrennt nach dorsaler und ventraler Lokalisation sowie nach proximalem, zentralem und distalem Drittel des Regenerates dokumentiert. Im Querschnitt wurde die Vollständigkeit der Ringstruktur, die strukturelle Integrität des Ringes, die Quantität des intramedullären Regenerates sowie die Porosität des Regenerates (spongiös–kompakt) beurteilt. Die Dokumentation erfolgte nach ventraler, medialer, lateraler und dorsaler Lokalisation. Zur Berechnung der Si-

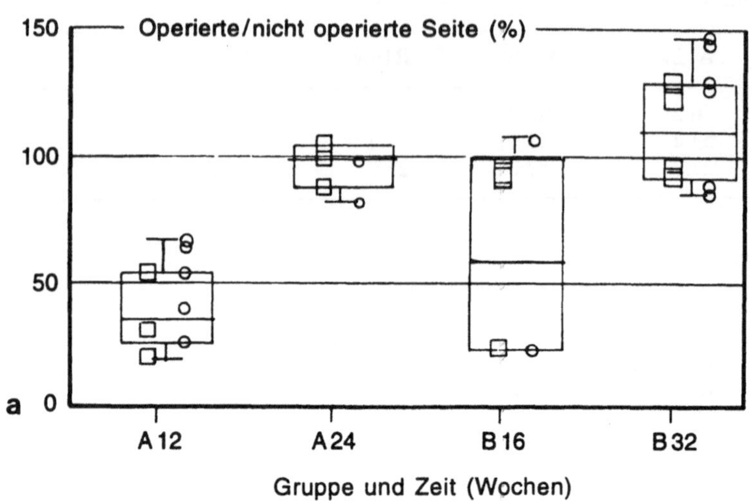

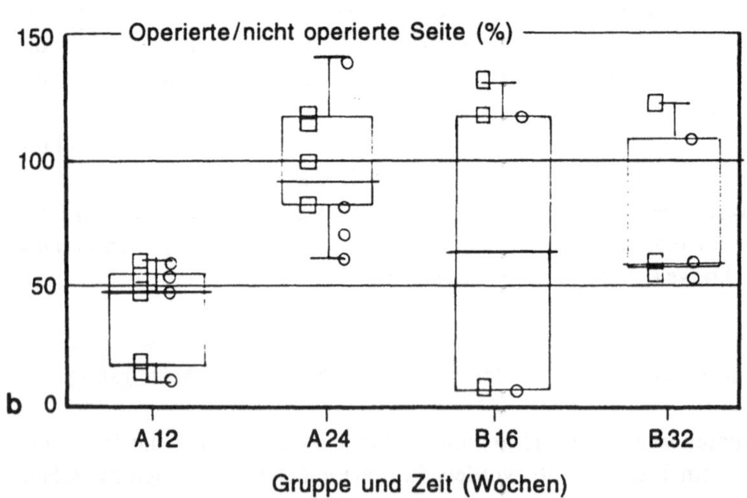

Abb. 25 a, b. Steifigkeit der Dockingfläche (4-Punkt-Biegung). **a** Anteroposteriore Steifigkeit, **b** mediolaterale Steifigkeit. Alle Werte zeigen das Verhältnis operierte/nicht operierte Tibia (%)

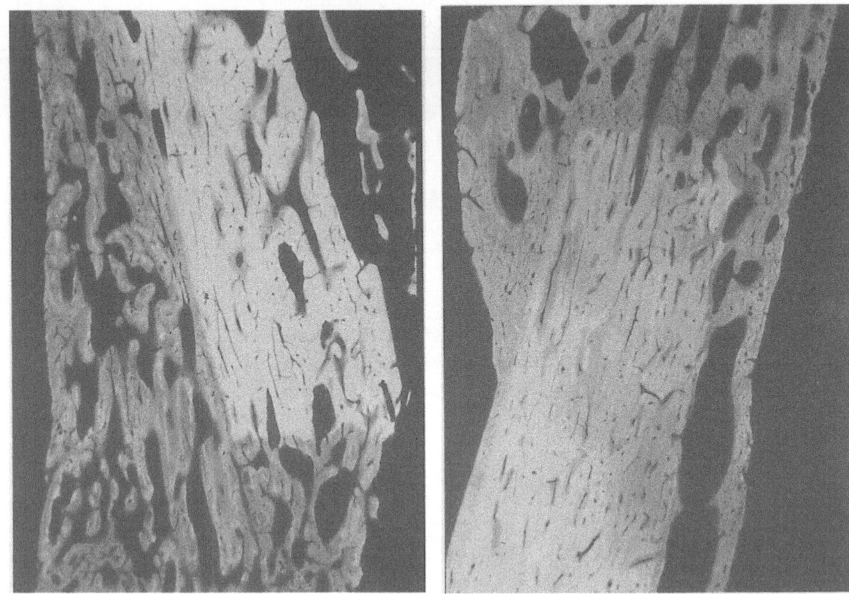

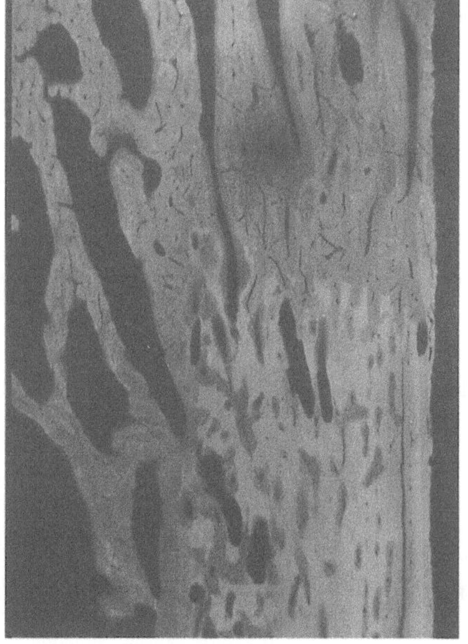

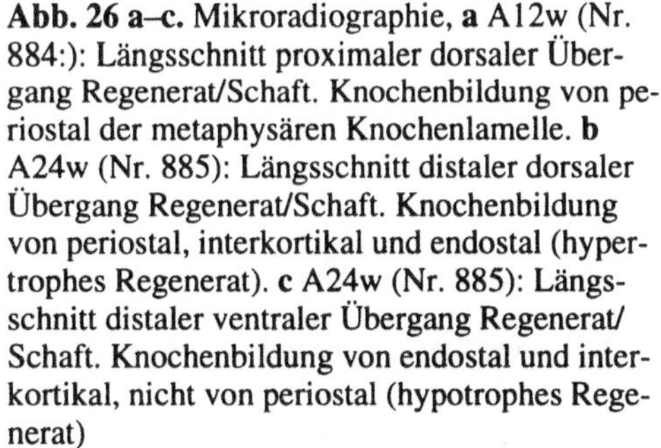

Abb. 26 a–c. Mikroradiographie, **a** A12w (Nr. 884:): Längsschnitt proximaler dorsaler Übergang Regenerat/Schaft. Knochenbildung von periostal der metaphysären Knochenlamelle. **b** A24w (Nr. 885): Längsschnitt distaler dorsaler Übergang Regenerat/Schaft. Knochenbildung von periostal, interkortikal und endostal (hypertrophes Regenerat). **c** A24w (Nr. 885): Längsschnitt distaler ventraler Übergang Regenerat/ Schaft. Knochenbildung von endostal und interkortikal, nicht von periostal (hypotrophes Regenerat)

Tabelle 19. Erhebungsbogen zur Bewertung der „Mikroradiographie“

Längsschnitte

Übergänge (alter Knochen/Regenerat)		dorsal	ventral
0 = kein Anschluß	proximal	–	–
1 = deutlicher Strukturunterschied			
(Dichte, Ausrichtung, Porosität)	distal	–	–
2 = fließend, aber abgrenzbar			
3 = nicht abgrenzbar			

Regenerat (Quantität)		dorsal	ventral
0 = kein Regenerat	proximal	–	–
1 = wenig Regenerat (≤ Kompaktdichte)	zentral	–	–
2 = viel Regenerat (= Kompaktdichte)	distal	–	–
3 = sehr viel Regenerat			
(≥ Kompaktdichte)			
endostal/periostal			

Regenerat (Qualität I)		dorsal	ventral
1 = spongiös, hohe Porosität	proximal	–	–
2 = spongiös, geringe Porosität	zentral	–	–
3 = halb spongiös, kompakt	distal	–	–
4 = voll kompakt			

Regenerat (Qualität II)		dorsal	ventral
0 = Loch	proximal	–	–
1 = überbrückte Fraktur			
2 = Fjord (≥ 1/2 Durchmesser)	zentral	–	–
3 = Fjord (≤ 1/2 Durchmesser)			
4 = durchgehend gleichmäßig	distal	–	–

Querschnitte

Vollständigkeit des Querschnittes	ventral	medial	lateral	dorsal
1 = Ring geschlossen: Ja	–	–	–	–
0 = Ring geschlossen: Nein	–	–	–	–

Strukturdefekte im Querschnitt	ventral	medial	lateral	dorsal
0 = Loch	–	–	–	–
1 = überbrückte Fraktur	–	–	–	–
2 = Fjord (≥ 1/2 Durchmesser)	–	–	–	–
3 = Fjord (≤ 1/2 Durchmesser)–	–	–	–	
4 = durchgehend gleichmäßig	–	–	–	–

Intramedulläres Regenerat (Quantität)	ventral	medial	lateral	dorsal
0 = nein	–	–	–	–
1 = teilweise, aber nicht bis Nagel	–	–	–	–
2 = bis zum Nagel, locker	–	–	–	–
3 = bis zum Nagel, dicht	–	–	–	–
Nagellage	–	–	–	–

Struktur im Querschnitt (Qualität)	ventral	medial	lateral	dorsal
1 = porös spongiös	–	–	–	–
2 = dicht spongiös	–	–	–	–
3 = z.T. kompakt	–	–	–	–
4 = voll kompakt	–	–	–	–
alter Knochen	–	–	–	–

gnifikanzen mit dem Mann-Whitney-Test wurden jeweils die ventralen und dorsalen Reihen zusammengefaßt.

Ergebnisse der Mikroradiographie, Phase II (Tabelle 20, Abb. 27 und 28)

Längsschnitt
Übergänge: Die Übergänge zwischen altem Knochen und Regenerat zeigten keine signifikanten Unterschiede. Im Zeitverlauf verbesserten sich die Punktewerte der Übergänge deutlich, Gruppe A jedoch geringer als Gruppe B.

Quantität: Quantitativ fand sich in allen Gruppen (A12w, A24w, B16w, B32w) dorsal signifikant ($p = 0{,}005$) mehr Knochen als ventral. Der Unterschied dorsal/ventral war zum frühen Zeitpunkt größer und verminderte sich im Laufe der Zeit. Dies war bei etwa gleichbleibender dorsaler Knochenmenge auf eine Zunahme der ventralen Knochenmenge zurückzuführen. Zwischen den Gruppen A und B bestanden keine signifikanten Unterschiede.

Qualität I: In 3 von 4 Gruppen fand sich ventral eine signifikant ($p \leq 0{,}05$) dichtere Struktur (kompakt) als dorsal (spongiös). Lediglich bei A24w war der Unterschied signifikant. Die Zunahme der Qualität im Zeitverlauf war wieder in Gruppe B tendenziell größer.

Qualität II: In 3 von 4 Gruppen war das Regenerat dorsal gleichmäßiger als ventral. Bei A24w fand sich zwischen ventral und dorsal ein kleiner Unterschied, bei B32w kein Unterschied mehr.

Querschnitt
Vollständigkeit des Querschnitts: Im Querschnitt wurde zunächst die Integrität des Ringes beurteilt. Defekte im Ring traten in Gruppe A nur ventral auf (A12w: 1 von 3 Tieren, A24w: 2 von 3 Tieren). In Gruppe B16w fanden sich die Defekte medial und lateral (2 von 3 Tieren) und nur einmal ventral (1 von 3 Tieren). In Gruppe B32w fand sich bei 2 von 3 Tieren ein ventrales Loch. Dorsal und mit Ausnahme von B16w medial und lateral fanden sich stets ein geschlossener Ring.

Strukturdefekte im Querschnitt: Als Strukturdefekte im Querschnitt wurden Strukturunterbrechungen, Einziehungen oder echte Defekte unterschieden. Dorsal fand sich stets eine gleichmäßige dichte Struktur. Bei A12w und weniger bei B16w fanden sich lateral, z.T. auch medial und ventral Einziehungen. Bei A24w und B32w bestanden lediglich noch ventral kleine gut abgegrenzte Defekte, die übrigen Strukturen waren gleichmäßig.

Intramedulläres Regenerat (Quantität): Intramedulläres Regenerat fand sich nur teilweise, dorsal am meisten, medial etwas mehr als lateral, ventral am wenigsten. In Gruppe B fand sich mehr intramedulläres Regenerat als in Gruppe A.

Struktur im Querschnitt: In allen Gruppen (A12w, A24w, B16w, B32w) fand sich ventral eine signifikant ($p = 0{,}05$) dichtere Struktur (kompakt) als dorsal (spongiös). Die Struktur verdichtete sich im Zeitverlauf in allen Gruppen. Während in Gruppe A12w und A24w die medialen und lateralen Anteile am dichtesten beurteilt wurden,

Tabelle 20. Ergebnisse der semiquantitativen Bewertung der Mikroradiographie durch Erhebungsbogen (Phase II) (Punktwerte)

Längsschnitt

	A12w			A24w		
	Sum Pkt	MW	σ n–1	Sum	MW Pkt	σn–1
Übergang:						
dorsal	10,0	1,6	0,26	13,0	2,16	0,25
ventral	12,0	2	0,55	13,5	2,25	0,52
Quantität:						
dorsal	23,5	2,61	0,48	22,0	2,44	0,72
ventral	16,5	1,83	0,86	19,0	2,11	0,92
Qualität I:						
dorsal	19,0	2,11	0,22	26,5	2,94	0,63
ventral	21,5	2,38	0,96	26,0	2,88	1,24
Qualität II:						
dorsal	35,0	3,88	0,33	34,0	3,77	0,66
ventral	30,0	3,33	1,41	31,0	3,44	1,33

	B16w			B32w		
	Sum Pkt	MW	σ n–1	Sum	MW Pkt	σn–1
Übergang:						
dorsal	9,5	1,58	0,58	14,0	2,33	0,40
ventral	10,5	1,75	0,88	15,0	2,5	0,44
Quantität:						
dorsal	23,0	2,44	0,52	23,0	2,55	0,52
ventral	12,0	1,33	1,11	19,5	2,16	0,70
Qualität I:						
dorsal	15,5	1,72	0,61	28,0	3,11	0,33
ventral	22,0	2,44	1,66	35,0	3,88	0,33
Qualität II:						
dorsal	31,0	3,44	0,88	36,0	4	0
ventral	24,0	2,66	2	36,0	4	0

Tabelle 20 (Fortsetzung)

Querschnitt

A12w		ventral	medial	lateral	dorsal
Querschnitt	Sum	2	3	3	3
	MW	0,66	1	1	1
Defekte im	Sum	8	10	7	12
Querschnitt	MW	2,66	3,33	2,33	4
Intramedulläres	Sum	3	4	3	1,5
Regenerat	MW	1	1,33	1	0,5
Struktur im	Sum	7	8	8,5	2
Querschnitt	MW	2,33	2,66	2,83	1

A24w					
Querschnitt	Sum	1	3	3	3
	MW	0,33	1	1	1
Defekte im	Sum	6	12	12	12
Querschnitt	MW	2	4	4	4
Intramedulläres	Sum	1	3	3	4
Regenerat	MW	0,33	1	1	1,33
Struktur im	Sum	8	10,5	10,5	5
Querschnitt	MW	2,66	3,5	3,5	1,66

A12w		ventral	medial	lateral	dorsal
Querschnitt	Sum	2	3	3	3
	MW	0,66	1	1	1
Defekte im	Sum	8	10	7	12
Querschnitt	MW	2,66	3,33	2,33	4
Intramedulläres	Sum	3	4	3	1,5
Regenerat	MW	1	1,33	1	0,5
Struktur im	Sum	7	8	8,5	2
Querschnitt	MW	2,33	2,66	2,83	1

Tabelle 20 (Fortsetzung)

Querschnitt

B16w		ventral	medial	lateral	dorsal
Querschnitt	Sum	2	1	1	3
	MW	0,66	0,33	0,33	1
Defekte im	Sum	8	5	6	11
Querschnitt	MW	2,66	1,66	2	3,66
Intramedulläres	Sum	4	4	4	3
Regenerat	MW	1,33	1,33	1,33	1
Struktur im	Sum	8	5	5	6
Querschnitt	MW	2,66	1,66	1,66	2
B32w					
Querschnitt	Sum	1	3	3	3
	MW	0,33	1	1	1
Defekte im	Sum	3	12	12	12
Querschnitt	MW	1	4	4	4
Intramedulläres	Sum	3	5	5	8
Regenerat	MW	1	1,66	1,66	2,66
Struktur im	Sum	11,5	7,5	8,5	8
Querschnitt	MW	3,83	2,5	2,83	2,66

waren in Gruppe B die ventralen Anteile mit Abstand am dichtesten, bei B32w sogar komplett als „Kompakta“ angelegt.

Ergebnisse der Phase I im Vergleich zu Phase II (Tabelle 21)
Alle Kriterien zeigten in Phase I deutlich niedrigere Werte als in Phase II für A12w ventral, geringfügig niedrigere Werte für B16w ventral und vergleichbare Werte für dorsal.

4.2.8.2 Videomorphometrie der Mikroradiographie, Methode

Die offensichtlichen strukturellen Unterschiede zwischen ventralem und dorsalem Regenerat in der Mikroradiogrpahie wurden morphometrisch analysiert. Hierzu wurden systematisch Ausschnitte der gesamten Kortikalis im Längs- und Querschnitt bestimmt. Diese Meßareale wurden über eine am Lichtmikroskop installierte Videokamera in ein Bildanalysesystem übernommen. Die Bildschirmgröße wurde in einem Millimeterraster geeicht. Bei 40facher Vergrößerung mußte der Ausschnitt des Präparates bildschirmfüllend sein. Der Grauwertabgleich wurde während der Messung beibehalten. Gemessen wurde die Fläche (A, area) sowie die Perimeter (B, perimeter)

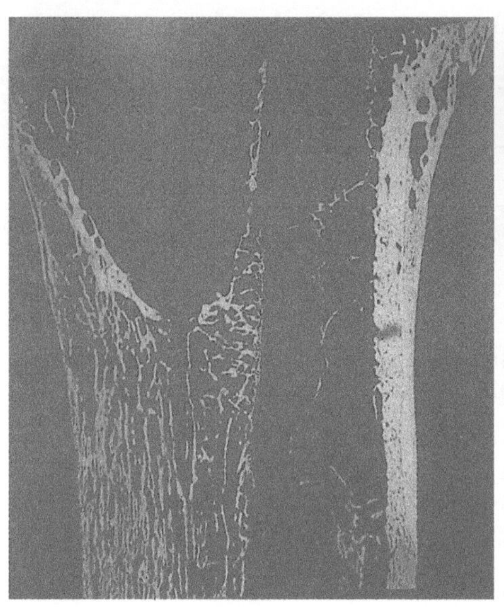
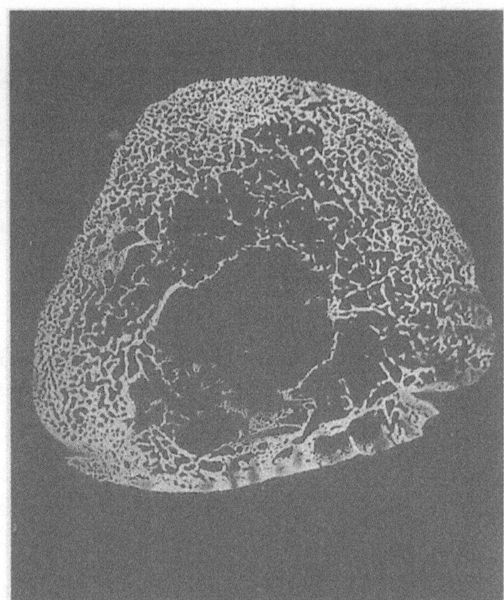

a b

Abb. 27 a, b. Mikroradiographie, B16w (Nr. 817. **a** Längsschnitt proximale Regeneratshälfte. Dorsal reichlich lockeres Regenerat von periostal ausgehend und intramedullär bis an den Nagel reichend (hypertroph). Ventral *(rechts)* schmaleres und dichteres Regenerat (hypotroph). **b** Querschnitt aus Regeneratmitte. Die Ringstruktur empfindet die Form des ursprünglichen Knochens nach, das Regenerat reicht bis an das Nagelbett heran. Dorsal *(oben)* reichlichers Regenerat, lockere Struktur. Ventral *(unten)* weniger Regenerat, dichtere Struktur

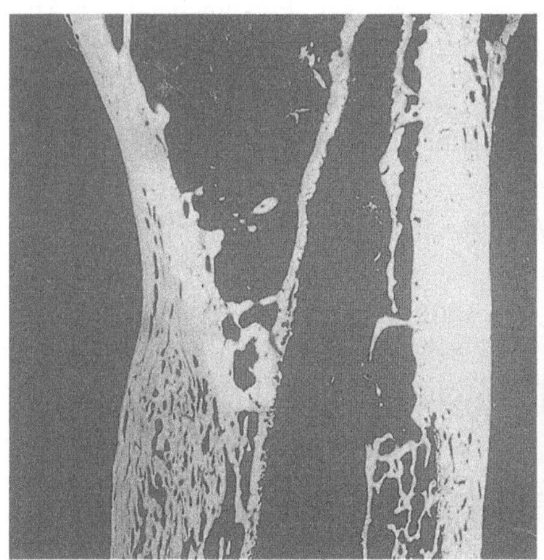
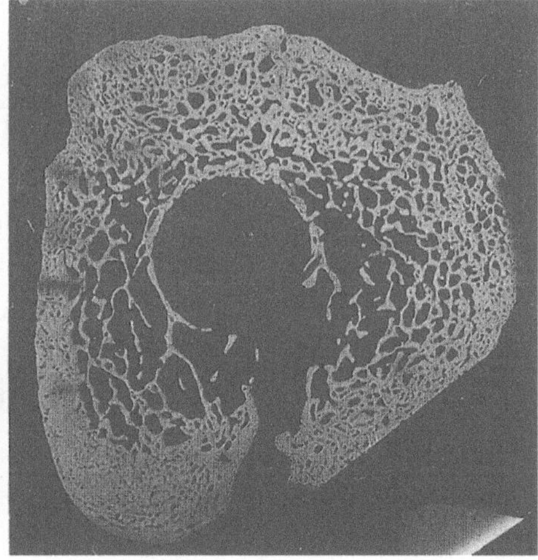

a b

Abb. 28 a, b. Mikroradiographie, B32w (Nr. 809). **a** Längsschnitt proximale Regenerathälfte. Dorsal reichlich Knochenneubildung von periostal ausgehend, bis an den Nagel heranreichend. Deutliche dichtere Struktur als bei B16w, hypertroph. Ventral *(rechts)* weniger, aber dichteres Regenerat als dorsal, interkortikale Knochenbildung (hypotroph). **b** Querschnitt aus Regeneratmitte. Ringstruktur in der Form des alten Knochenrohres, Regenerat bis an den Nagel reichend. Dorsal *(oben)* eher spongiöse, ventral eher lamelläre Struktur. Ausbildung eines lamellären periostalen Bereiches. Auch der anteromediale Restdefekt ist lamellär eingegrenzt

Tabelle 21. Ergebnisse der semiquantitativen Bewertung der Mikroradiographie durch Erhebungsbogen (Phase I) (Punktewerte)

Längsschnitt	A12w			B16w		
	Sum Pkt	MW	σ n–1	Sum	MW Pkt	σn–1
Übergang:						
dorsal	9,5	1,58	0,38	8,0	1,33	0,41
ventral	5,5	0,92	0,92	10,0	1,67	0,48
Quantität:						
dorsal	22,5	2,5	0,43	23,5	2,61	0,47
ventral	5,5	0,61	0,65	11,0	1,22	0,97
Qualität I:						
dorsal	18,0	2,0	0,66	15,0	1,66	0,61
ventral	3,0	0,33	1,0	18,0	2,0	1,32
Qualität II:						
dorsal	33,9	3,67	1,0	31,5	3,5	1,0
ventral	5,9	0,55	1,33	20,0	2,22	2,11

der mineralisierten gegenüber den nicht mineralisierten Strukturen. Die Werte von A und B wurden auf die geeichte Bildschirmfläche (Ai) bezogen. Entsprechend den Angaben von Schenk und Olah konnten damit folgende Strukturvariablen errechnet werden (Schenk u. Olah 1980):

Flächendichte (areal densitiy): $A_{Ai} = A/Ai$ [mm²/mm²].

Grenzliniendichte (boundary density): $B_{Ai} = B/Ai$ [mm²/mm²].

Volumendichte (volume density): $A_{Ai} = A/Ai \cdot 100$ [%]; A_{Ai} [%] $= V_{Vi}$ [%].

Oberflächendichte (surface density): $S_{Vi} = (B_{Ai} \cdot 4)/\pi = (B \cdot 4)/(Ai \cdot \pi)$ [mm²/mm³].

Mittlerer Trabekeldurchmesser (mean trabecular): $mD_{trab} = (A_{Ai} \cdot 2)/B_{Ai}$ [mm].

Ergebnisse (Tabellen 22 und 23)
In den Querschnitten der Regeneratmitte wurden ventral und dorsal parasagittal je 2 gesamte Kortikalisbreiten erfaßt (kn 1,2 bzw. kn 5,6). In den zentralen Längsschnitten wurden ventral und dorsal jeweils im proximalen, mittleren und distalen Regenerat die gesamten Kortikalisbreiten gemessen (h1, h2, h3). Die Daten der ventralen Meßareale wurden mit denjenigen der dorsalen verglichen, die Signifikanzen nach dem Wilcoxon-Test errechnet (Tabelle 23).

Tabelle 22. Ergebnisse der Videodensitometrie (Mikroradiographie) (Phase II)

a	A12w		Nr. 889		Nr. 890		Nr. 884	
quer		ventral	perimeter	area	perimeter	area	perimeter	area
		1 kno	42,002	2,764	34,691	5,669	27,835	4,518
		2 kno	30,940	4,039	20,854	5,427	28,330	5,448
		dorsal						
		5 kno			24,953	4,769	26,150	4,673
		6 kno			77,926	3,472	36,174	4,317
	A24w		Nr. 761		Nr. 869		Nr. 885	
		ventral	perimeter	area	perimeter	area	perimeter	area
		1 kno	15,612	5,624	14,737	5,481	20,143	5,426
		2 kno	23,850	6,242	13,115	5,924	16,096	5,791
		dorsal						
		5 kno	19,596	6,283	17,593	4,832	28,421	3,653
		6 kno	13,514	6,598			22,627	3,813
	B16w		Nr. 817		Nr. 859		Nr. 883	
		ventral	perimeter	area	perimeter	area	perimeter	area
		1 kno	21,416	5,157	40,988	3,953	21,865	4,420
		2 kno	22,989	3,908	40,255	3,379	36,543	2,946
		dorsal						
		5 kno	49,093	3,063	35,398	3,785	31,797	3,800
		6 kno	36.036	3,279	29,199	4,917	37,003	3,408

Tabelle 22 (Fortsetzung)

a	B32w		Nr. 809		Nr. 871		Nr. 876	
quer		ventral	perimeter	area	perimeter	area	perimeter	area
		1 kno	20,016	5,579	26,637	2,432	18,502	5,354
		2 kno	13,344	6,329	12,677	6,034	19,504	5,096
		dorsal						
		5 kno	20,625	4,118	25,012	2,625	17,922	3,774
		6 kno	18,429	4,245	25,012	2,625	18,148	4,050
b	A12w		Nr. 889		Nr. 890		Nr. 884	
längs		ventral	perimeter	area	perimeter	area	perimeter	area
		h 1	37,683	4,124			39,758	4,786
		h 2	53,397	3,164			22,033	6,003
		h 3	56,311	3,775	39,037	4,379	35,454	5,091
		dorsal						
		h 1	37,463	2,134	51,646	3,413	50,737	3,872
		h 2	47,526	2,159	59,132	3,858	60,664	3,204
		h 3	37,386	3,75	36,702	4,764	44,535	4,869
	A24w		Nr. 761		Nr. 869		Nr. 885	
		ventral	perimeter	area	perimeter	area	perimeter	area
		h 1	22,742	5,234	29,676	5,501	24,205	6,098
		h 2			24	5,678	29,305	4,194
		h 3	19,729	5,446	22,899	5,702	23,79	5,984
		dorsal						
		h 1	32,46	2,871	22,555	4,401	23,519	4,875
		h 2	32,799	5,036	70,879	1,838	32,433	3,527
		h 3	28,978	5,337	25,967	4,566	32,139	4,204

		Nr. 817		Nr. 859		Nr. 883	
B16w	ventral	perimeter	area	perimeter	area	perimeter	area
	h 1	24,418	3,923	24,2	4,245	37,496	2,212
	h 2	62,03	3,744	41,088	4,549		
	h 3	63,976	1,535	47,418	3,076		
	dorsal						
	h 1	18,499	1,17	42,396	2,906	36,73	2,398
	h 2	51,988	2,774	43,462	2,733	37,265	3,498
	h 3	57,726	3,375	31,504	4,325	36,251	3,847
B32w		Nr. 809		Nr. 871	Nr. 876		
	ventral	perimeter	area	perimeter	area	perimeter	area
	h 1	28,195	4,119	34,289	5,082	13,633	6,849
	h 2	26,641	5,867	22,729	5,976	20,312	4,351
	h 3	14,556	5,539	32,772	4,997	24,749	3,732
	dorsal						
	h 1	30,188	4,998	32,46	2,871	33,558	4,841
	h 2	39,541	4,219	29,033	2,997	28,724	3,465
	h 3	39,98	4,184	32,858	3,408	19,99	5,456

Tabelle 23. Signifikanzberechnung der Videomorphometrie (Mikroradiographie Phase II)

Area:	alle kn 1,2 / alle kn 5,6		$p = 0{,}021$	
A_{Ai}:	alle kn 1,2 / alle kn 5,6		$p = 0{,}021$	
Perimenter, B_{Ai}, S_{Vi}, mD_{trab}	$p = ns$			
Längsschnitt				
Area:	alle h1, h2, h3 ventral	/	alle h1, h2, h3 dorsal	$p = 0{,}00003$
	A ventral	/	A dorsal	$p = 0{,}002$
	B ventral	/	B dorsal	$p = 0{,}003$
	A12w ventral	/	A24w ventral	$p = 0{,}03$
	A12w dorsal	/	A24w dorsal	$p = ns$
	B 162 ventral	/	B32w ventral	$p = 0{,}003$
	B16w dorsal	/	B32w dorsal	$p = 0{,}005$
Perimeter:	alle h1, h2, h3 ventral	/	alle h1, h2, h3 dorsal	$p = ns$
	A ventral	/	A dorsal	$p = ns$
	B ventral	/	B dorsal	$p = ns$
	A12w ventral	/	A24w ventral	$p = 0{,}001$
	A12w dorsal	/	A24w dorsal	$p = 0{,}02$
	B16w ventral	/	B32w ventral	$p = 0{,}0006$
	B16w dorsal	/	B32w dorsal	$p = 0{,}005$

Die Knochenflächen (A, area) waren sowohl im Querschnitt als auch im Längsschnitt bei Vergleich aller dorsalen und ventralen Werte und bei Vergleich innerhalb der einzelnen Gruppen ventral signifikant größer als dorsal (wenigstens $p = 0{,}02$), während sich die Werte für B (perimeter) nicht signifikant unterschieden. Bei Berechnung der Strukturvariablen ergaben sich entsprechend ventral signifikant höhere Flächendichten als dorsal (wenigstens $p = 0{,}02$). Die Werte für Grenzliniendichte, Volumendichte, Oberflächendichte und mittleren Trabekeldurchmesser unterschieden sich nicht signifikant.

Die Knochenfläche (A) und damit die Flächendichte (A_{Ai}) nahmen ventral und dorsal in Gruppe A und B mit Ausnahme von A12w dorsal/A24w dorsal im Zeitverlauf signifikant zu. Ebenso nahmen die Perimeter in allen Gruppen im Zeitverlauf signifikant zu.

4.2.9 Fluoreszenzmikroskopie, Aktivitätsverteilung im Längsschnitt

Zur Beurteilung des zeitlichen und räumlichen Ablaufes der ossären Heilung im Regenerat wurden die Längsschnitte im Flureszenzmikroskop mit verschiedenen Fluoreszenzfiltern durchgemustert. Bei 100facher Vergrößerung konnte die gesamte Breite einer Kortikalis mit 3 Einstellung erfaßt werden. Beurteil wurde der proximale,

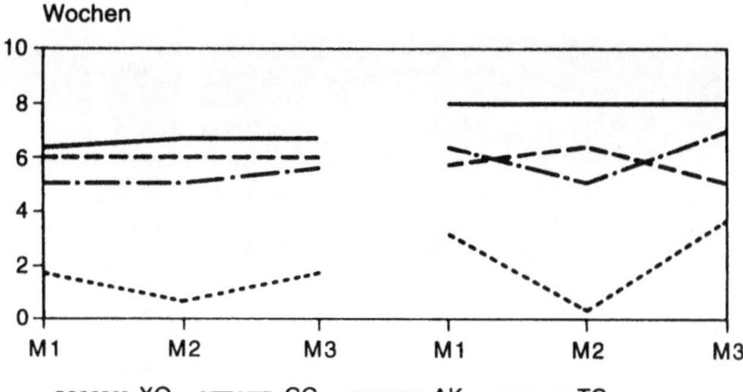

Abb. 29. Markierte Aktivität mit Fluoreszenzlängsschnitt, zonale Verteilung im proximalen, mittleren und distalen Regenerat, A24w gegen B32w

mittlere und distale Bereich des Regenerates, jeweils ventral und dorsal. Um die Farbverteilung in den Regionen grob abschätzen zu können, wurde die jeweils höchste Bandenzahl der 4 Farben im Ausschnitt gesucht. Diese Zahlen wurden entsprechend dem Labelplan auf „markierte Aktivitätswochen" umgerechnet. Die 3 Werte einer gesamten Kortikalisbreite wurden als Mittelwert zusammengefaßt.

Die Fluoreszenzfarben Xylenolorange und z.T. noch Calceingrün waren im Längsverlauf der Regenerate unterschiedlich verteilt (Abb. 29). Im proximalen und distalen Regeneratende fand sich eine höhere „Aktivität" gegenüber zentral. Für Alizarinkomplexon und Tetrazyklin fand sich keine zonale Verteilung mehr. Dorsal fanden sich tendenziell höhere Werte als ventral.

Die Farbverteilung im Regenerat weist darauf hin, daß die Knochenbildung in der Peripherie des Regenerates begann, während zentral im Regenerat die jeweils jüngsten Knochenanteile zu finden waren. Während der späteren Heilungsphasen fand jedoch ein Umbau des gesamten Regenerates statt.

4.2.10 Heilungsverlauf im mikroskopischen Bild

Die vorliegenden Präparate entsprechen einem fortgeschrittenen Heilungsstadium der Regenerate. Zur Beurteilung wurden mikroradiographische, fluoreszenz- und polarisationsoptische Darstellungen herangezogen.

4.2.10.1 Ungestörter Heilungsverlauf (Abb. 30–33)

Xylenolorange (XO) wurde nur während der Distraktionsphase verabreicht. Calceingrün (CG), Alizarinkomplexon (AK) und Tetrazyklin (TC) wurden zu gleichen Zeitabständen während der Heilungsphase gegeben.

Bei Beurteilung in der *Übersicht* erschienen die Farben z.T. gleichmäßig verteilt, z.T. zeigten sich auch zonale Verteilungen mit Überwiegen einer Farbe. XO fand sich dann überwiegend in der Peripherie der Regenrate und periostal dem alten Knochen aufgelagert, CG und AK weiter zentral, TC im zentralen Bereich sowie endostal und periostal des Regenerates. Dies entspricht dem Heilungsablauf im Regenerat mit älteren Knochenanteilen in der Peripherie und den jüngsten Knochenanteilen im Zentrum

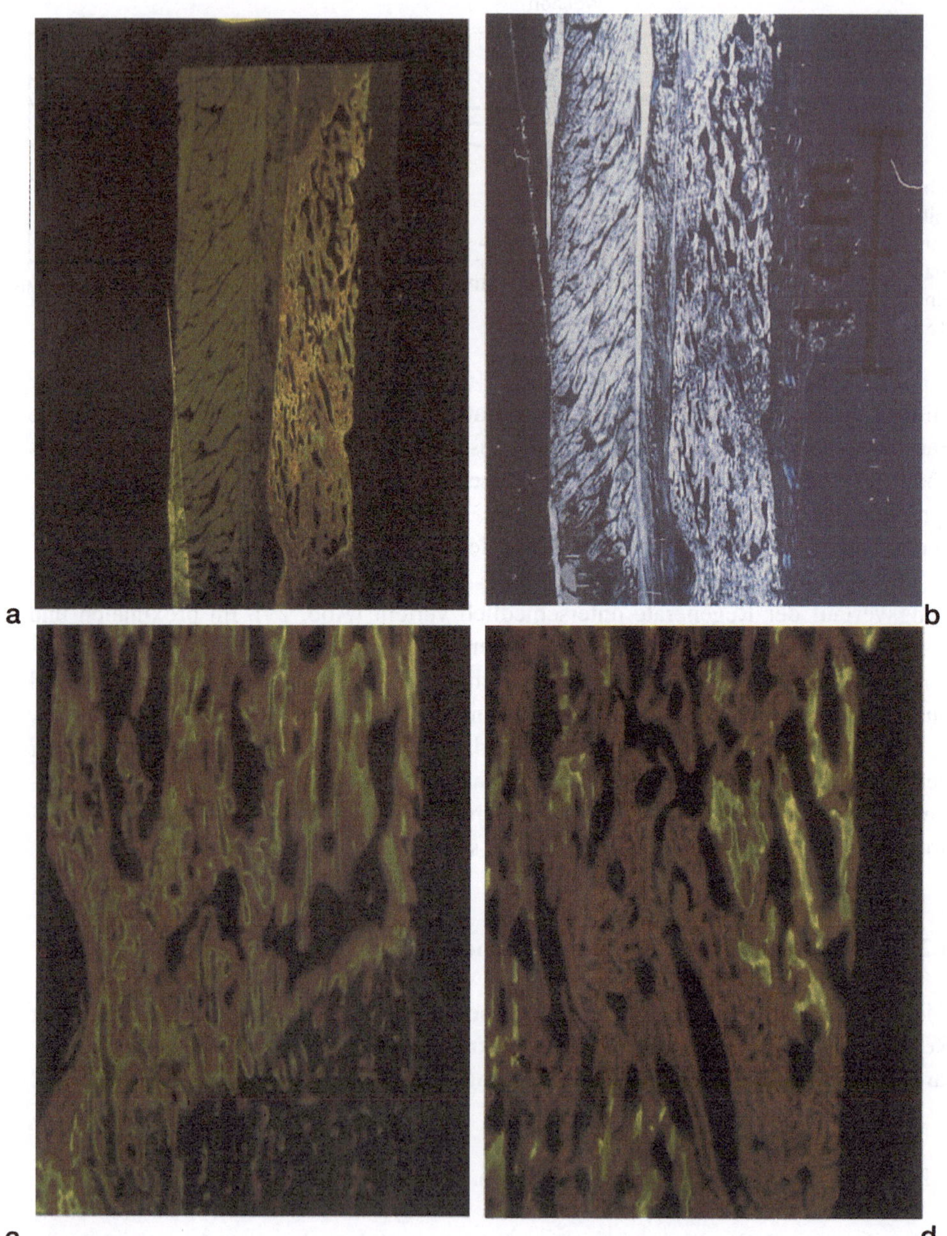

Abb. 30 a–d

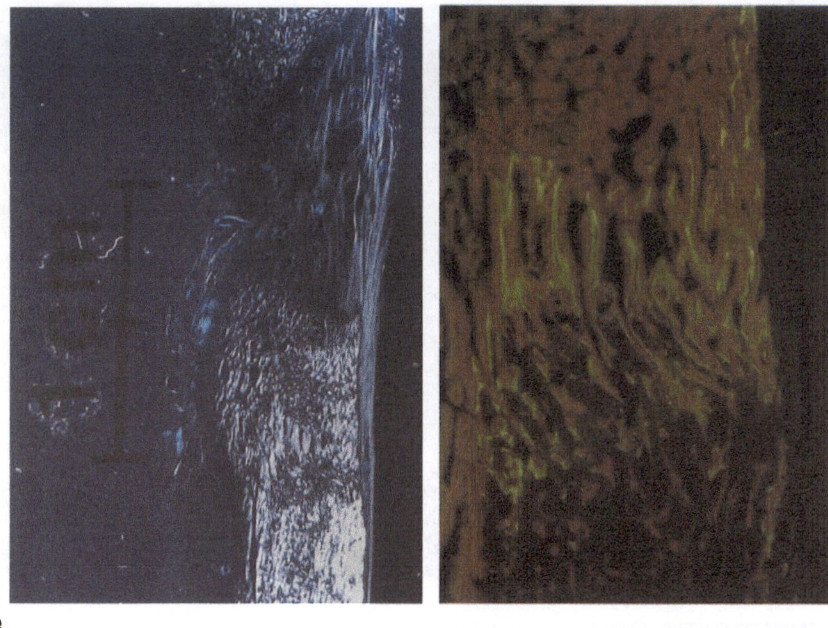

Abb. 30 a–f. A12w (Nr. 890). **a** Längsschnitt, dorsales Regenerat. Fluoreszenz (Übersicht): Vollständig longitudinale Heilung des Distraktionsspaltes. Unregelmäßige Farbverteilung im Regenerat mit zonal vermehrter AK-Einlagerung und dichterer Struktur im distalen und periostalen Anteil (*links* periostal, Muskulatur *grün*, *oben* proximal). **b** Längsschnitt dorsales Regenerat. Polarisation (Übersicht): Im distalen Drittelpunkt quere Zone mit geringerer Dichte und geringerer Ausrichtung der Längsstruktur. Reichlich Biodur-gefüllte Blutgefäße (*blau*), (*links* periostal, *oben* proximal). **c** Längsschnitt, dorsales Regenerat (Ausschnitt aus **a**): Fluoreszenz (16fach, dorsaler, distaler Übergang Regenerat/Schaft). XO nur spurenweise zu erkennen. Im Regenerat längsgerichtete Bälkchen (CG) mit AK-Appositionen. Periostalseitig (*links*) Zwischenräume bereits aufgefüllt. **d** Längsschnitt, dorsales Regenerat (Ausschnitt aus **a**): Fluoreszenz (16fach, dorsales Regenerat, distaler 1/3-Punkt). Die longitudinale Struktur der CG-Bälkchen ist durch eine Zone appositionellen Knochenwachstums (*rot*) unterbrochen. (Vgl. die geringere Faserdichte und Ausrichtung dieser Zone in **b**). **e** Polarisation (Übersicht, ventrales distales Regenerat, ventraler Restdefekt, *rechts* periostal). Im Restdefekt reichlich Blutgefäße und axial ausgerichtetes Bindegewebe. Im distalen Regenerat findet sich Knochen. Von periostal und peripher aus abnehmende Dichte und Längsausrichtung der Faserstrukturen. **f** Fluoreszenz (16fach, Ausschnitt aus **e**, distales Regenerat). Peripher Distrkationsosteogenese mit longitudinalen CG-Bälkchen (*grün*) und sekundärer AK-Apposition (*rot*). Nach zentral zu Abbrechen der Längsstruktur. Appositionelles wabiges Knochenwachstum, zunächst AK, dann TC (*gelb*)

des Regenerates. Die älteren Bereiche zeigten auch höheren Mineralsalzgehalt (Mikroradiographie), eine höhere Dichte an doppelbrechenden Substanzen und eine stärkere longitudinale Ausrichtung der Fasern (Polarisation). Bereiche mit appositionellem Dickenwachstum periostal und endostal bzw. appositionell aufgefüllte Regeneratdefekte zeigten keine typische longitudinale Struktur (Mikroradiographie), einen geringeren Gehalt sowie einen geringeren Grad an longitudinaler Ausrichtung von doppelbrechenden Fasern. Die Strukturen waren überwiegend longitudinal ausgerichtet und erschienen ventral dichter als dorsal. Im Zeitverlauf verdichteten sich die Strukturen, d.h. die Zwischenräume wurden kleiner und die Bälkchen dicker.

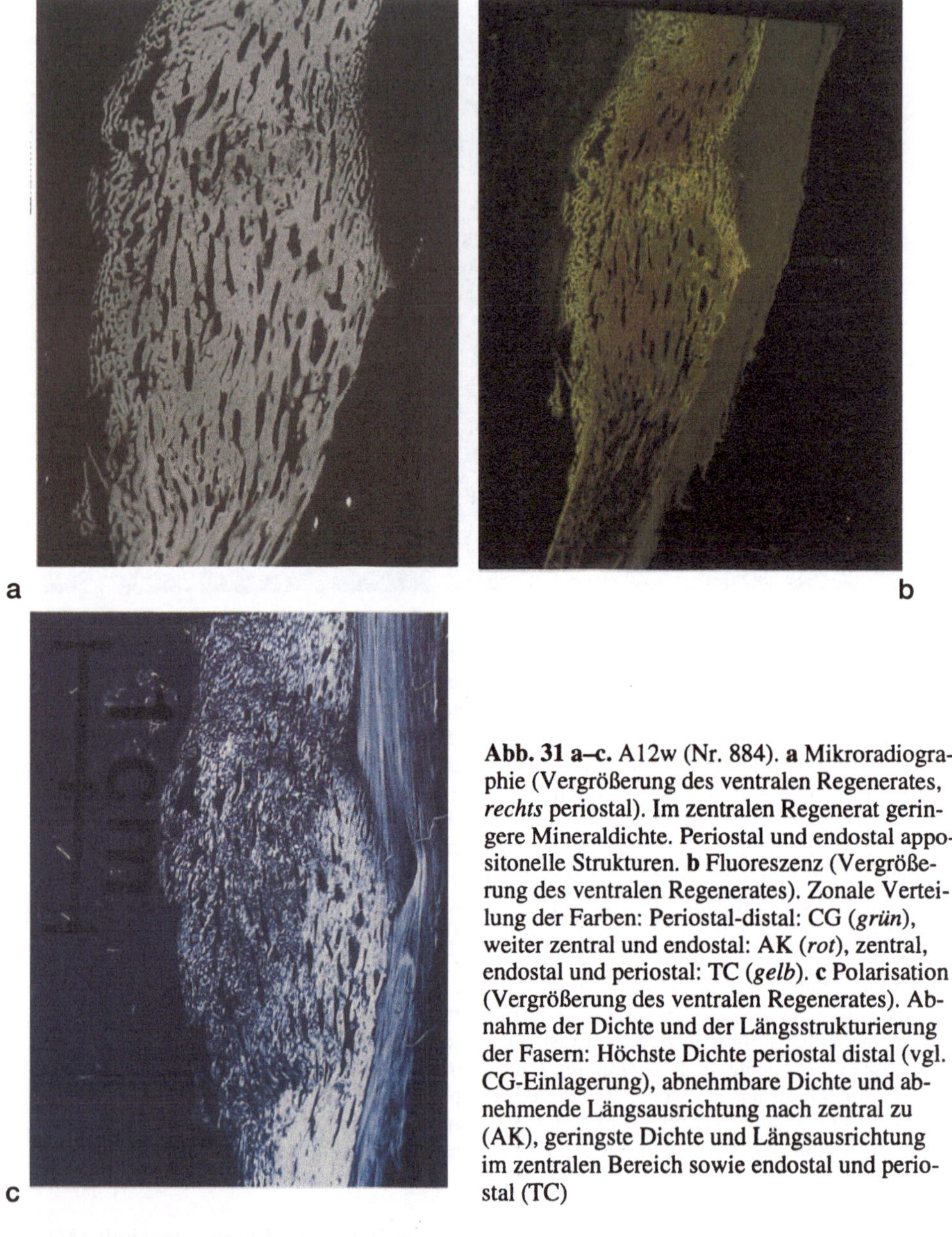

Abb. 31 a–c. A12w (Nr. 884). **a** Mikroradiographie (Vergrößerung des ventralen Regenerates, *rechts* periostal). Im zentralen Regenerat geringere Mineraldichte. Periostal und endostal appositonelle Strukturen. **b** Fluoreszenz (Vergrößerung des ventralen Regenerates). Zonale Verteilung der Farben: Periostal-distal: CG (*grün*), weiter zentral und endostal: AK (*rot*), zentral, endostal und periostal: TC (*gelb*). **c** Polarisation (Vergrößerung des ventralen Regenerates). Abnahme der Dichte und der Längsstrukturierung der Fasern: Höchste Dichte periostal distal (vgl. CG-Einlagerung), abnehmbare Dichte und abnehmende Längsausrichtung nach zentral zu (AK), geringste Dichte und Längsausrichtung im zentralen Bereich sowie endostal und periostal (TC)

Bei stärkerer *Vergrößerung* zeigte sich eine diffuse Einlagerung für XO, entsprechend der diffusen Einlagerung bei Geflechtknochenbildung (Rahn 1978). XO bildete z.T. einen scholligen oder flächigen Hintergrund und zeigte kaum abgrenzbare Banden. CG, AK und TC waren im zeitlichen Verlauf zunehmend schärfter vor der diffusen Hintergrundfarbe abzugrenzen. Bei längerem Defekt (B16w), besonders aber bei längerer Überlebenszeit (A24w, B32w), fanden sich gut abgrenzbare lamelläre Banden.

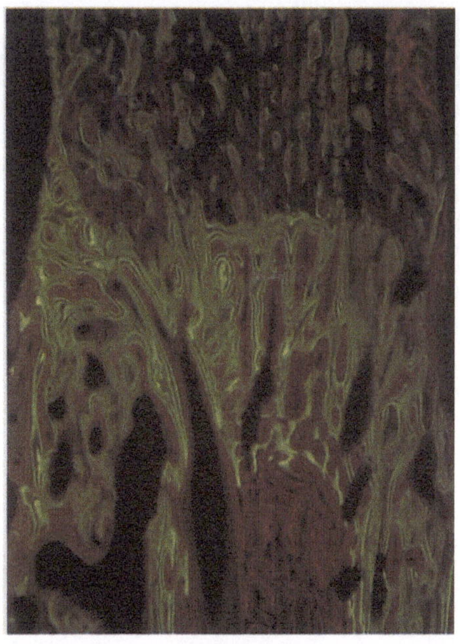

a

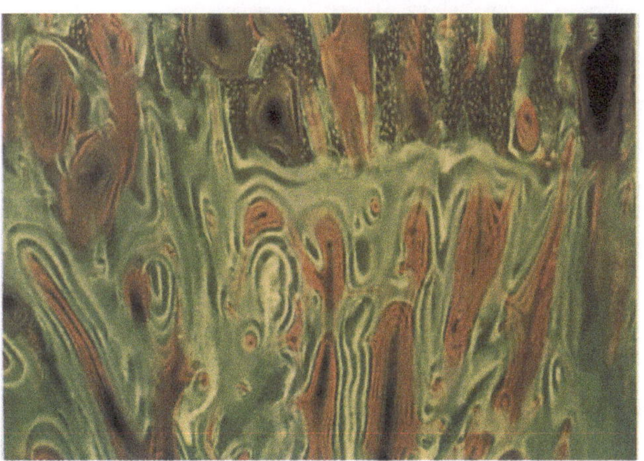

Abb. 32 a, b b

Bei 16facher Vergrößerung zeigte sich im fluoreszenzmikroskopischen Bild eine Längsausrichtung der Farbbanden. Ein longitudinal ausgerichtetes Bälkchen hatte in der Regel zentrale CG-Anteile mit AK- und TC-Auflagerungen, entsprechend einem appositionellen Wachstum im Bereich der Zwischenräume. Diese appositionelle Auffüllung der Zwischenräume begann nahe den Fragmentenden, während in den zentralen Anteilen des Regenerates noch dünnere Bälkchen mit kleineren Appositionen zu sehen waren. Die appositionelle Auffüllung des Regenerates begann beim hypertrophen dorsalen Regenerat auch von periostal aus. Am entsprechenden Fragmentende waren periostal die wabigen Zwischenräume bereits geschlossen, während endostal noch Zwischenräume bestanden.

c

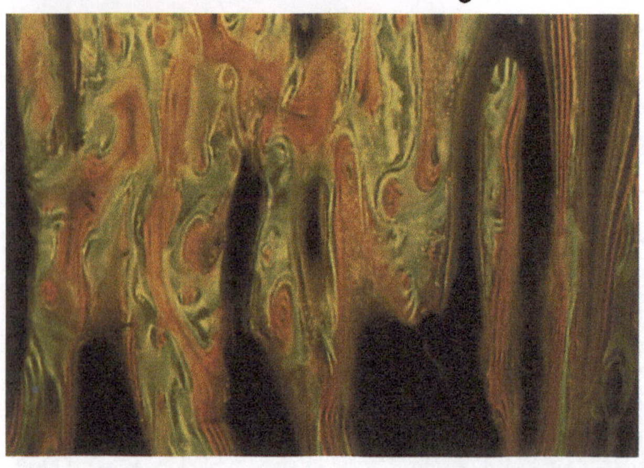

d

Abb. 32 a–d. A24w (Nr. 761). **a** Fluoreszenz (16fach, proximaler ventraler Übergang alter Schaft/Regenerat, *oben* Schaft, *rechts* periostal). Nur noch wenige XO-Anteile in den periostalen Knochenauflagerungen auf dem Schaftknochen. Kleinere Zonen diffuser CG-Färbung periostal und endostal im Regenerat. Fragmentnahe scharf abgrenzbare CG- und AK-Banden mit longitudinaler Ausrichtung. **b** Fluoreszenz (40fach, Auschnitt aus **a**, *links* endostal). XO, z.T. auch CG mit diffuser Einlagerung entsprechend Geflechtknochenbildung. In der späteren CG- und in der AK-Phase lamelläre Banden mit Zuwachsen der Räume zwischen den longitudinalen CG-Bälkchen. **c** Fluoreszenz (16fach, dorsal, Regeneratmitte). Längsausrichtung der CG- und AK-gefärbten Bälkchen mit reichlich Zwischenräumen. Zum Teil brechen die CG- und AK-Banden ab. **d** Fluoreszenz (40fach, dorsale Regeneratmitte, Vergrößerung aus der distalen Hälfte von **c**). CG- und AK-Banden brechen z.T. ab. Längsverlaufende Bälkchen zeigen auch TC-Banden.

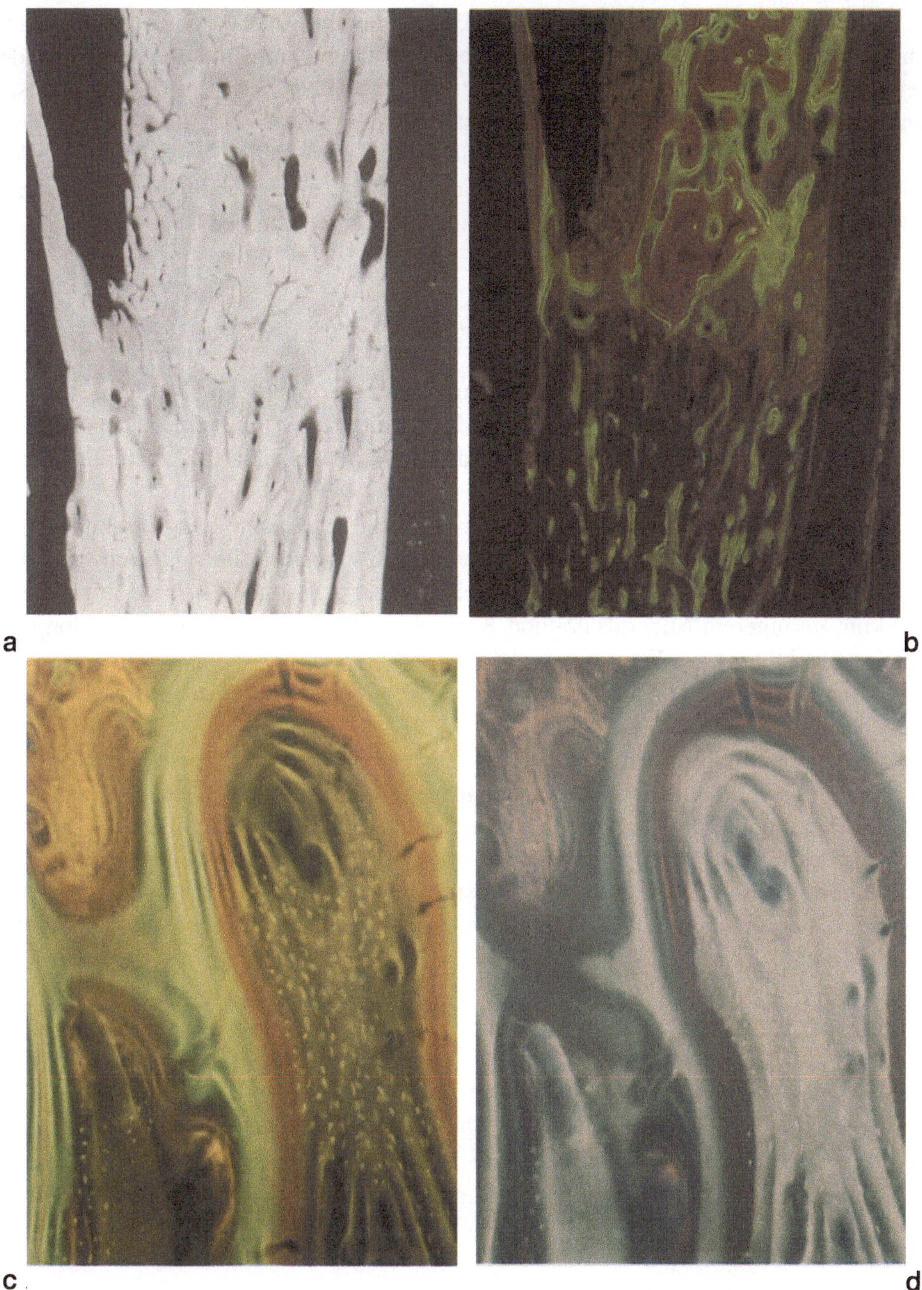

Abb. 33 a–d. B32w (Nr. 809). **a** Mikroradiographie (16fach, ventraler distaler Übergang Regenerat/alter Knochen, *rechts* periostal). Geringer Unterschied der Mineralsalzdichte zwischen Regenerat und altem Knochen. Endostale Zone appositionellen Dickenwachstums. **b** Fluoreszenz (16fach, gleicher Bereich wie **a**). Diffuse XO-Einlagerung periostal und am Schaftende. CG-Banden zeigen noch ein gewisses Maß an Längsausrichtung, AK-Banden füllen die Zwischenräume auf, TC-Banden im Bereich appositionellen Dickenwachstums (endostal). **c, d** Fluoreszenz (100fach, dorsales distales Regenerat, verschiedene Filter). XO als diffuse Einlagerung (Geflechtknochen). Erst ganz peripher im XO-Bereich Banden zu erahnen. Zunehmende Bandenbildung bei CG, AK und TC. Zuwachsen der Zwischenräume anschließend an den Bereich der primären Geflechtknochenbildung

Alle Gruppen (A12w, A24w, B16w, B32w) zeigten Zeichen eines aktiven Knochenum- und anbaus. Osteonale Systeme brachen ab und wurden durch neue, in anderer Richtung verlaufende Systeme ersetzt. Während der TC-Phase fand sich endostal und periostal appositionelles Dickenwachstum.

Die Biodurgefäßfüllungen ließen sich insbesondere in den polarisationsmikroskopischen Schnitten darstellen. Hier zeigte sich zu allen Zeiten reichliche Gefäßbildung, endostal, periostal und in den Zwischenräumen des gitterförmigen Regenerates.

4.2.10.2 Unregelmäßigkeiten der Distraktionsosteogenese

Bei ungestörter Distraktionsosteogenese fand sich eine höherer Grad an Längsstrukturierung mit höherem Mineralsalzgehalt (Mikroradiographie) und einem höheren Anteil an doppelbrechenden Fasern (Polarisation) als bei sekundärem lamellärem Knochenwachstum.

Im Bereich von ventralen Restdefekten brach die regelrechte Längsstruktur ab. Es fanden sich keine longitudinalen CG-Banden mit appositionellem Dickenwachstum mehr. Daführ zeigte sich sekundäres Wachstum der AK- und TC-Phase mit anderer Struktur, geringerem Mineralsalz- und Kollagenfasergehalt sowie geringerer longitudinaler Ausrichtung der Fasern.

In den Defekten fand sich längsgerichtetes Bindegewebe, wobei die Fasern in den Knochen des Regenerates einstrahlten.

Auch bei gleichförmiger Heilung des Regenerates in der Übersicht konnten bei stärkerer Vergrößerung Struktur- und Farbverteilungsunterschiede beobachtet werden. So fand sich im Verlauf eines kontinuierlich knöchernen überbrückten dorsalen Regenerates eine V-förmige quere Zone mit zeitlich späterer Markierung (Ak ohne CG). Diese Zone wohl sekundärer Knochenbildung zeigte außerdem einen geringeren Grad an longitudinaler Orientierung der doppelbrechenden Fasern und geringerer Dichte (Polarisation).

5 Klinische Anwendung – Entwicklung eines Prototyps

Das Konzept „primäre Stabilisierung mit einem ungebohrten Verriegelungsnagel und sekundäre Kombination mit temporärem externem Transportmechanismus und Drahtzug“ kann gut in die Klinik übertragen werden.

Verfahrenstechnische Voraussetzungen und Vorteile sind dabei:

- Die modulare Einsetzbarkeit des in der Klinik vorhandenen ungebohrten Verriegelungsnagels (Routineverfahren),
- die Verwendung eines bewährten Drahtzugsystems mit konstantem Hautaustrittspunkt und daher maximaler Weichteilschonung (Brutscher et al. 1989; 1992),
- die Kombination mit einem temporären externen Transportsystem, das nach Ende des Transportvorgangs entfernt werden kann, um das System komplett zu schließen.

Im Baukastensystem besticht die individuelle Einsetzbarkeit ohne aufwendige operative Planung.

Die im Experiment verwendete technische Lösung biete jedoch Nachteile für die Humansituation. So muß die Transfixation der Tibia und des Marknagels mit Schanz-Schrauben vermieden werden (Infektionsrisiko). Die Zugvorrichtung sollte möglichst unilateral, der Zugdraht dennoch zentral angreifen (s. Verkippen des Transportsegments in Phase I).

In Zusammenarbeit mit R. Frigg (Labor für experimentelle Chirurgie, Davos) ist daher ein klinischer Prototyp in Entwicklung.

Ungebohrter AO-Tibia-Marknagel (Abb. 34): Der im Querschnitt rechteckige massive Verriegelungsnagel bietet proximal diagonale Verriegelungsmöglichkeiten im äußersten Nagelbereich. Die distale Verriegelung erfolgt über ein sagittales sowie über 2 quere Bohrlöcher. Die Verriegelungslöcher haben abgerundete Kanten. Dies ermöglicht eine metaphysäre Kortikotomie.

Als Träger des Transportsystems dient ein doppelt angelegter *Klammerfixateur* („pinless“). Der doppelte Klammerfixateur mit fester Verbindung erlaubt eine ausreichende stabile Fixierung des Transportapparates ohne Transfixation des Knochens. Der Pinlessfixateur trägt eine drehbare und schwenkbare Doppelgabel. Hieran kann ein Spindeltransportapparat in Form eines kurzen AO-Rohres angebracht werden. Der *flexible Transportdraht* (1 mm Stahldraht geflochten) wird präoperativ durch das proximale der beiden distalen Verriegelungslöcher des Marknagels geführt und zusammen mit dem im Querschnitt rechtwinkligen Massivnagel in die Markhöhle eingeführt. Über dem entsprechenden Verriegelungsloch wird unter Bildwandlerkontrolle die laterale Kortikalis aufgebohrt (6 mm) und der Zugdraht transkutan ausgeführt. Der Zugdraht wird in das Rohr des Spindelapparates eingeführt, über eine Rolle im

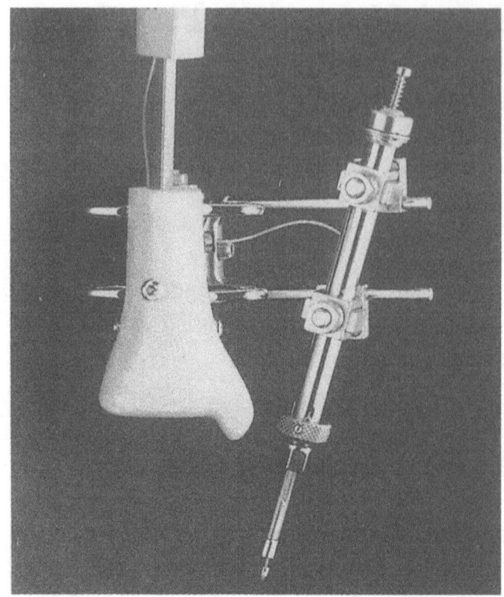

a

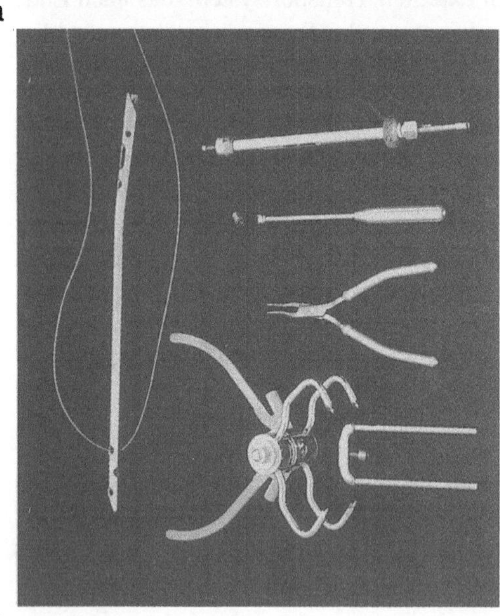

b

Abb. 34 a, b. Segmenttransport am Marknagel: **a** Prototyp eines temporären externen Transportsystems (pinless Fixateur) zur modularen Kombination mit **b** dem ungebohrten Tibiamarknagel (AO)

Rohr umgelenkt und an der Transportspindel fixiert. Die Verstellbarkeit des Spindelrohres am Pinlessfixateur sowie der Rolle im Spindelrohr ermöglicht eine optimale Ausrichtung des Zugdrahtes mit minimaler Friktion gegenüber dem Umlenkpunkt am Nagel bzw. Knochen. Der Zugdraht wird intramedullär geführt und endostal im Transportsegment fixiert. Zur Drahtfixation am Transportsegment und zur Drahtausführung dienen 2 rückschlupfsichere Schraubbuchsen mit zentralem Loch. Während des Transportes wandert der Draht von intramedullär nach außen.

Am Ende des Transportes kann der Zugdraht subkutan abgeschnitten werden, ohne daß das Transportsegment zurückrutscht. Der Klammerfixateur wird ebenfalls entfernt. Die Entfernung des intramedullären Zugdrahtes erfolgt gemeinsam mit der Entfernung des Marknagels. Alternativ kann das Segment auch mit einem bilateralen Drahtzug über 2 Zugelemente transportiert werden. Bei der frühzeitigen Entfernung des Klammerfixateurs ist dann eine Osteosynthese der Docking site erforderlich.

6 Diskussion

6.1 Methode

6.1.1 Bedeutung von Medulla A. nutritia, Endost und Periost für die Distraktionsosteogenese

Spontane Knochenneubildung unter Zug war bekannt seit von Langenbeck (1869) oder Codivilla (1905). August Bier (1923) erreichte Längen des von ihm als „periostaler Spindelkallus“ bezeichneten Regenerates von 7 cm Länge. Er beobachtete, daß die Markhöhlen nicht verschlossen, sondern primär angelegt wurden, daß die Osteogenese von periostal aus begann und daß das Knochenregenerat einen nicht mit Knochen gefüllten Raum umgab. Er schloß auf eine „metaplastische“ Knochenneubildung, ausgehend vom umschlossenen Bluterguß im Distraktionsspalt.

In Anbetracht zahlreicher verlängerungsbedingter Weichteilkomplikationen (Compere 1936) wurde die Bewertung der spontanen Knochenneubildung im Distraktionsspalt und deren Bedingungen meist vernachlässigt. Wagner sah nach querer Osteotomie in Femurschaftmitte mit der oszillierenden Säge und Distraktion mit unilateralem Fixateur externe (Wagner-Apparat) bei Kindern meist ausreichende, bei der Mehrheit der erwachsenen Patienten keine adäquate Knochenneubildung im Distraktionsspalt. Er empfahl frühzeitige Knochentransplantation und Plattenosteosynthese (Wagner 1978). Auch nach Verlängerung mit intramedullärer Schienung (Rush pins) (Thompson et al. 1954) oder nach Verlängerung am Marknagel (Harnach u. Michek 1985) wurde meist sekundär Knochen transplantiert.

Erst Ilizarov formulierte umfassend biologische Grundvoraussetzungen für eine adäquate spontane Knochenneubildung unter Zug.

Nach Ilizarov sind das Ausmaß und die Art der Knochenbildung abhängig von

1. der Stabilität der Fixierung,
2. dem Schaden am Knochenmark, Periost und Ernährungsgefäßen zum Zeitpunkt der Osteotomie,
3. der Geschwindigkeit und dem Rythmus der Dehnung.

Der Ringfixateur ermöglichte eine dreidimensionale mechanische Kontrolle der Distraktion und half weichteilbedingte Komplikationen, z.B. durch gelenküberbrückende Fixierung, zu vermeiden. Nachdem die „Wachstumsstimulation durch Zug“ auch auf andere Gewebe, wie Blutgefäße, Haut oder Muskeln anzuwenden war, resultierte schließlich die Lehre vom „tension stress effect“ mit Anwendung der biologischen Prinzipien in der gesamten Frakturbehandlung (transosseous osteosynthesis) (Ilizarov 1989a, b, 1992).

Ilizarov trägt dem Einfluß des Schadens an den Weichteilen und der Medulla auf die Osteogeneserate Rechnung indem er eine vorsichtige Meißel- oder Drahtkortikotomie mit Schonung der Medulla empfiehlt (Ilizarov 1989a). Die Integrität der medullären Durchblutung beeinflußt auch die Frakturheilung. So konnte bei stärker dislozierten Frakturen nuklearmedizinisch eine verminderte intramedulläre Durchblutung nachgewiesen werden (Sveshnikov et al. 1984). Stärker dislozierte Frakturen heilen daher nach Ilizarov langsamer und müssen länger fixiert werden (Ilizarov 1992).

Auch andere Experimente untersuchten die Bedeutung verschiedener Faktoren für die Osteogenesrate.

Brutscher zeigte in einer experimentellen Studie am Schaf, daß auch eine Durchtrennung der Markhöhle mit dem Meißel (Osteotomie) gegenüber einer vorsichtigen Durchtrennung nur der Kortikalis und Erhalt der Medulla (Kortikotomie) im Röntgenbild lediglich eine Heilungsverzögerung von 4–6 Wochen bedingt (Brutscher 1989).

Nach wechselseitiger Schonung von Periost und Endost bei querer Osteotomie an der Kaninchentibia zeigte sich, daß die Entfernung von Periost unter Schonung des Endostes eine ausreichende endostale Kallusbildung ergab, jedoch insgesamt keine komplette Distraktionsosteogenese ermöglichte. Umgekehrt ergab die Schonung des Periostes bei abgetragenem Endost eine ausreichende Osteogenese mit stabiler Heilung des Distraktionsspaltes von 2 cm (Kojimoto et al. 1988).

Delloye fand gleiche Heilungsmodi und vergleichbare Kallusmengen nach Kortikotomie und Osteotomie bei der Verlängerung von Huderadii. Auch die Auffüllung der Markhöhle mit resorbierbarem Knochenwachs hatte keinen negativen Einfluß. Die Auffüllung der Markhöhle mit Methylmetacrylat verhinderte allerdings die endostale Kallusbildung und die Heilung des Distraktionsspaltes. Somit zeigte die ausschließliche Verletzung der Medullagefäße keinen wesentlichen Einfluß auf das Ergebnis der Knochenbildung (Delloye et al. 1989). Die Vergleichbarkeit der Experimente leidet allerdings durch Verwendung verschiedener Spezies.

Ilizarov empfindet die Marknagelung aufgrund des intramedullären und kortikalen Durchblutungsausfalles als „unphysiologisch“ (Ilizarov, persönliche Mitteilung 1990). In der westlichen Hemisphäre stellt die Marknagelung ein bedeutendes und viel verwendetes Implantat dar (Weller 1990). Es besteht daher großes Interesse und klinische Relevanz, die Marknagelung mit der Distraktionsosteogenese zu kombinieren. Mögliche Kombinationen ergeben sich mit einem komplett intramedullären Implantat zur elektiven Verlängerung sowie mit der Kombination Marknagelung und Segmentverschiebung zur Defektüberbrückung. Hierzu ist jedoch vorab der Einfluß der Marknagelung auf die Osteogeneserate im Distraktionsspalt zu klären.

6.1.2 Bewertung des Modells „Segmentverschiebung über einen nicht gebohrten Marknagel“

Um die biologischen Fragen zu klären, wurde an der Schafstibia eine Segmentverschiebung über einen nicht aufgebohrten Verriegelungsnagel durchgeführt.

Für das Schweizer Alpenschaf als Versuchstier sprachen folgende Argumente: ausreichend lange Tibia für operationstechnische, biologische und mechanische Aussagen; Akzeptanz von seiten des Tierschutzes sowie Vergleichsmöglichkeiten zu insbesondere distraktionsbezogenen Experimenten (Brutscher 1989). Um ausreichend dimensionierte Marknägel (mindestens 7 mm Durchmesser) ohne Aufbohren einbringen zu können, mußten Schafe mit entsprechend weiten Markhöhlen selektioniert werden. Der Isthmus der Markhöhle am Übergang vom mittleren zum distalen Drittel der Tibialänge wurde zusätzlich im Rahmen der Defektresektion entfernt. Im proximalen Tibiaanteil erweiterte sich die Markhöhle trichterförmig, so daß ein mehrere Millimeter breiter Spalt zwischen Marknagel und Endost bestand. Im distalen Tibiaanteil verblieb eine Markhöhlenweite zwischen Nagel und Endost von 1 mm oder weniger.

Das intramedulläre Gefäßmuster der Tibiadiaphyse weist nach Aufzweigung der A. nutritia subkortikale Längs- und die Markhöhle querende Gefäße auf. Zentral verläuft ein venöser Sinus (Brookes 1971). Es finden sich nur wenige oder keine Vernetzungen der Endstrombahn. Meta- und epiphysär bestehen mehrere axial verlaufende Gefäße. Das Einführen des Marknagels, auch ohne Aufbohren, führt zum Abriß der diaphysären Gefäße und damit zu einem erheblichen Gefäßschaden (Rhinelander 1987). Nach kranial zu erweitert sich die Markhöhle trichterförmig. Im meta- und epiphysären Bereich fanden sich selbst nach Aufbohren noch intakte Gefäße (Berg 1973).

Die Ausdehnung des primären Durchblutungsausfalles in der Kortikalis ohne Aufbohren ist wesentlich geringer als nach Aufbohren (Berg 1973; Stürmer u. Schuchardt 1980; Klein 1990). Hier kommt es zu einer raschen Revaskularisation entlang des Marknagels. Nach tierexperimentellen Befunden begann sie in den ersten Tagen (Rhineland et al. 1968, 1974, 1987) und war bereits nach 3 Wochen auch entlang dem Marknagel als komplettes Ring- und Längssystem wiederhergestellt (Schweiberer et al. 1970; Berg 1973). Enger Kontakt zwischen Marknagel und Endost verzögerte jedoch die Revaskularisation (Rhinelander 1987).

Der ausreichende Abstand zwischen Marknagel und Endost, insbesondere im metaphysären Bereich, sollte im vorliegenden Modell die rasche Revaskularisation der Markhöhle innerhalb von 3 Wochen ermöglichen.

Die Kortikotomietechnik entsprach derjenigen am Fixateur externe (Brutscher 1989), obwohl durch die Marknagelung definitionsgemäß bereits eine „Osteotomie" im Abreißen der Markgefäße vorlag, da integre Weichteile und Periost eine wesentliche Bedeutung insbesondere für die venöse Drainage des Knochens besitzen.

Auf eine Latenzphase vor Distraktionsbeginn wurde aus Gründen der experimentellen Vergleichbarkeit verzichtet (Brutscher 1989). Klinisch ist jedoch bei verlängerter Latenzphase eine verbesserte osteogenetische Aktivität zu erwarten (Ilizarov 1989a, b; White u. Kenwright 1990).

Die Dehnungsrate von 1 · 1 mm pro Tag entsprach einer bewährten Versuchsanordnung (Brutscher 1989). Experimentelle Hinweise belegen allerdings eine optimierte Osteogeneserate bei erhöhter Zugfrequenz, bei kleineren Transportschritten und gleichbleibender Tansportgeschwindigkeit (Ilizarov 1992; Perren 1991).

Durch statische Verriegelung entstand Belastungsstabilität, die der Stabilität einer frakturierten Tibia mit verriegeltem, nicht aufgebohrtem Nagel ohne intramedulläre Abstützung und Verspreizung entspricht.

6.1.3 Phase I: Versuchsdurchführung und Aussage

In der ersten Phase des Experiments wurde ein einseitiger Drahtzugmechanismus verwendet. Die hohe Zahl an technischen Komplikationen (erhöhter Zugwiderstand, Drahtbruch, unvollendeter Transport) ermöglichte keine quantitative Auswertung.

Dennoch sind klare Aussagen zu treffen.

Mit Hilfe eines Drahtzugmechanismus ließ sich eine Knochensegment entlang eines Marknagels in einem Defekt transportieren. Im Rahmen des gewählten Modells trat im Distraktionsspalt spontane Osteogenese auf. Die Osteogenese war primär rohrförmig angelegt (quantitatives CT). Das klinische Ziel einer primär kontinuierlichen Heilung eines sich aufweitenden Distraktionsspaltes in rohrförmiger Weise war für 20- und 45-mm-Defekte bei metaphysärer sowie bei diaphysärer Kortikotomie zu erreichen. Ein verkipptes Transportsegment konnte sich auf dem Nagel verklemmen, da die Segmente durch Weichteilgegenzug nicht ausreichend stabilisiert wurden. Biologische Nachteile waren dabei nicht zu erwarten. Ein Verkippen des Transportsegmentes führte bei unilateralem Fixateur-externe-Transport im Experiment zwar zur Abknickung des kollagenen Faserverlaufs, jedoch nicht zur Verminderung des Regeneratvolumens (Aronson et al. 1989). Bei Segmenttransport über einen Marknagel sollte daher aus mechanischen Gründen ein zentrisches oder symmetrisch bilaterales Zugsystem eingesetzt werden.

6.1.4 Phase II: Quantifizierung der osteogenen Aktivität

Nach erfolgreicher Osteogenese in Phase I sollte in Phase II bei optimierter Mechanik die Osteognescrate quantifiziert werden. Durch verschiedene Untersuchungstechniken sollten die von Ilizarov gebrauchten Begriffe „Qualität und Quantität" genauer eingesetzt werden (Ilizarov 1989a, b). Tierschutzgründe erforderten eine kleine Versuchstierzahl. Durch Teilung der Versuchszeiten in Distraktions- und Heilungsphase sowie durch proportionale Verlängerung der Transportzeit bei längerem Defekt, aber gleicher Heilungszeit, wurde versucht, auch bei 2 Überlebenszeiten Aussagen über den Heilungsverlauf zu treffen. Um eine quantitative Auswertung bei kleiner Tierzahl zu ermöglichen, sollte durch systematische Auswahl und Zuteilung der Tiere eine gleichmäßige Verteilung in den Gruppen erreicht werden.

6.1.5 Bewertung der Untersuchungs- und Auswertungsmethoden

Röntgenaufnahmen

Die wöchentlichen Röntgenaufnahmen zeigten sehr gut die wesentlichen morphologischen und quantitativen Aspekte der Heilungsvorgänge im Distraktionsspalt. Dies insbesondere, da das Auge des Klinkers gewohnt ist, Grauwertunterschiede sowie gleichzeitig strukturelle Gesichtspunkte im Röntgenbild zu erfassen. Trotz Standardisierung der Aufnahmetechnik, gleichbleibender Strahlungshärte, gleichbleibender Belichtungszeit sowie standardisierter Entwicklung ergaben sich deutliche Helligkeitsunterschiede der Bilder von Woche zu Woche. Es war darüber hinaus schwierig, eine Belichtung zu wählen, die sowohl den noch leeren Distraktionsspalt als auch die komplett mineralisierte Kortikalis korrekt wiedergab. Außerdem war die räumliche Veränderung des Kortikotomiespaltes während der Distraktion sowie die Überlagerung von altem Schaftknochen und Regenerat in den Randbereichen zu berücksichtigen. Densitometrische Methoden zur Beurteilung des Heilungsverlaufes im Röntgenbild wiesen daher erhebliche Schwierigkeiten und Unwägbarkeiten auf.

Die visuelle Auswertung des Röntgenverlaufes mit Hilfe eines Erhebungsbogens bezog sich auf tatsächlich zu beobachtende Stadien der Knochenheilung unter Berücksichtigung einer starken Variation zwischen Dorsal- und Ventralseiten sowie des differenten Aspektes der Heilung bei kleinem und großem Distraktionsspalt. Die Abweichungen der Bewertung bei den einzelnen Untersuchern waren minimal. Die Verlaufskurve glich derjenigen der radiologischen Heilung nach Kortikotomie und Osteotomie (Brutscher et al. 1992).

Da die Makroradiographien im Faxitron belichtet wurden, wiesen sie einen hohen Standardisierungsgrad auf. Standardisierte Meßbereiche des Regenerates konnten daher videodensitometrisch erfaßt werden. Durch die Überlagerung von alter Schaftkortikalis und Regenerat in den Randbereichen ergab sich bei Gruppe A nur ein „kleines Fenster“ gegenüber einem großen in Gruppe B mit dem Regenerat entsprechenden Dichtewerten. Dies kommt in geringeren Gruppenunterschieden der densitometrischen Dichte in Gruppe A im Vergleich zur Gruppe B zum Ausdruck.

Bei röntgenologischer Abbildung eines rohrförmigen Körpers erscheinen die Randpartien durch Überlagerung zunehmend dichter. Versuchsweise wurde daher die Dichte nur in der medianen Achse des Knochens gemessen. Aufgrund unregelmäßiger Dichteverteilung und räumlicher Unregelmäßigkeiten des Regenerates waren diese Messungen jedoch nicht repräsentativ. Daher wurde ein queres Meßfeld unter Einbeziehung der gesamten Knochenbreite definiert. Bei ausreichend großen und lückenlos aneinandergesetzten Meßfeldern konnte die gesamte Fläche des Regenerates erfaßt werden.

Quantitative Computertomographie (ISOTOM)
Der Strahlhärtungseffekt im ISOTOM war bei monoenergetischer Strahlung und zugeschaltetem Softwareprogramm gering und wurde vernachlässigt. Die Expression der linearen Absorptionskoeffizienten in Vax units anstelle realer Dichtewerte war zulässig, nachdem ein lineares Verhältnis zwischen realer Dichte und Vax units nachgewiesen werden konnte (Kirchhofer 1988). Die Umrechnung in reale Dichtewerte wäre wünschenswert, bei Relation der Werte der operierten gegenüber der nichtoperierten Seite jedoch zu vernachlässigen. Aufgrund der unterschiedlichen Dichtemaxima konnte ein mathematisches Modell erstellt und ausschließlich der neugebildete Knochen im Querschnitt quantifiziert werden. Die QCT-Analyse ermöglichte in diesem Versuch die exakteste Quantifizierung bei Vergleich aller Methoden. Es war jedoch nur eine Messung bei Versuchsende möglich und somit konnte z.B. keine Kor-

relation der Breite und Höhe des Distraktionsspaltes während der Dehnung mit der Transportkraft durchgeführt werden.

Mechanische Testung (4-Punkt-Biegung)
Die 4-Punkt-Biegung erfolgte standardisiert. Sie entspricht der physiologischen Belastung des Knochens im Sinne einer Kombination von axialer Kompression und Biegung. Die Hysterese der Biegungskurven war gering. Eine Umrechnung in physikalische Einheiten war bei Vergleich der Steifigkeit der operierten zur gesunden Seite nicht erforderlich. Die simultane Erfassung der Steifigkeit des Regenerates sowie der Dockingfläche ermöglichte eine Gegenüberstellung der Heilungsgeschwindigkeiten im Modell.

Histologie
Die histologischen Schnitte (zentraler Längs- und Querschnitt) wurden mit benachbarten Schnitten verglichen. Hierbei zeigte sich jeweils große Ähnlichkeit. Dennoch wiesen die Regenerate deutliche räumliche und zonale Unterschiede auf. Der Rückschluß von 2 zentralen Längsschnitten oder einem Querschnitt auf das gesamte Regenerat war daher nur unter Vorbehalt möglich.

Mikroradiographie
Die Mikroradiographien ermöglichten Aussagen über die Mineralsalzdichte und -struktur auf mikroskopischer Ebene. Die optische, semiquantitative Bewertung berücksichtigte v.a. quantitative und qualitative strukturelle Unterschiede.

Die morphometrische Strukturanalyse wurde mit „Farbabgleich" durchgeführt, d.h. der Grauwert, der als „knöcherne Fläche" berücksichtigt wurde, war konstant. Da Messungen im zentralen Quer- und in den Längsschnitten gleiche Unterschiede zwischen ventraler und dorsaler Struktur zeigten, scheint der Schluß zumindest für die zweidimensionalen Parameter auf die gesamte Länge des Regenerates zulässig. Aufgrund des zonalen Aufbaues des Regenerates (QCT-Analyse) ist jedoch die Hochrechnung von Flächenparametern auf räumliche Parameter fraglich. Berücksichtigt wurden daher die Messungen von Fläche und Umfang. Da keine Schnittpunktmessung erfolgte, konnte der Einfluß der Anisotropie als gering eingestuft werden.

Fluoreszenzmikroskopie
Die fluoreszenzmikroskopischen Präparate wurden visuell beurteilt. Die Bestimmung der Farb- und damit der Aktivitätsverteilung erfolgte durch ein visuelles Beurteilungsprotokoll. Berücksichtigt werden mußte, daß die Farben während der Geflechtknochenbildung nur diffus eingelagert wurden. Außerdem können bei starkem Remodelling entsprechende Bandenbereiche bereits abgebaut und durch neue ersetzt sein. Eine quantitative Aussage über Farbfläche- oder Farbbandenverteilung war daher nicht möglich. Nachdem zwischen den Beobachtungsfeldern einer Beobachtungshöhe sowie zwischen den Tieren nur geringe Abweichungen bestanden, erschien die Methode dennoch plausibel für eine tendenzielle Beurteilung.

Die quantitative morphometrische Bestimmung von Appositionsrate, Osteoidsaumbreite und Mineralisationszeit war erschwert durch eine geringe Zahl von geeigneten Meßarealen. Die Lokalisation der Meßareale im osteonalen System war darüber hinaus nicht möglich. Die Werte zeigten große Streuungen im Verlauf der Regenerate und von Tier zu Tier, wenn auch die Medianwerte plausibel erschienen. Diese Meßergebnisse wurden hier nicht dargestellt.

6.2 Ergebnisse der Phase II

Durch symmetrischen bilateralen Drahtzug konnten alle Segmente ohne Komplikationen über einen nicht aufgebohrten Verriegelungsnagel in einen Tibiaschaftdefekt transportiert werden. Trotz ungebohrter Marknagelung und der damit verbundenen Läsion der intramedullären Durchblutung (Rhinelander 1987) fand sich reichlich Knochenbildung im Kortikotomiespalt. Alle Distraktionsbereiche wurden spontan der Länge nach knöchern überbaut. Die Osteogeneserate war dorsal höher als ventral.

Die Tiere adaptierten sich zunehmend an die postoperative Situation. Während des Transportes belasteten sie die operierte Extremität nur teilweise, voll erst nach Transportende, d.h. bei zunehmender Stabilität der Tibia und zunehmendem Vertrauen in die Belastungsfähigkeit. Dies entspricht der in der Klinik angestrebten Teilbelastung („Fußsohlenkontakt"), solange der Kraftfuß im Bereich der Tibia ausschließlich über die Verriegelungsschrauben und den zentralen Kraftträger läuft.

Der Gewichtsverlust der Tiere war bei längeren Transportstrecken (B) auch am Ende der Heilungsphase nicht kompensiert. Gewichtsverlust während Verlängerungsosteotomien wird beim Menschen und beim Versuchstier durch schmerzbedingte Anorexie erklärt. Er konnte an der Ratte experimentell durch totale enterale Ernährung (perkutane gastrische Sonde) verhindert werden. Die Kompensation des Gewichtsverlustes hatte aber keinen Einfluß auf die Knochenheilung und ihren Mineralgehalt (Shen et al. 1992).

Im Standardröntgenbild waren die meisten qualitativen Prozesse zu beobachten, wenn auch schwer zu quantifizieren. Die Stadien der Distraktionsosteogenese schienen beim kurzen Defekt komprimierter und quantitativ reichlicher zu verlaufen als beim großen Defekt. Hier waren die Heilungsstadien besser diskriminierbar, die Heilung verlief wie in „Zeitlupe". Quantitativ schien sich die gleiche Menge an Regenerat zu strecken. So war z.B. das lange Regenerat dorsal weniger konvex als das kurze.

Auch im Röntgenbild ließ sich eine rohrförmige Osteogense erkennen. Sie begann dorsal mit deutlichen periostalen Reaktionen. Die osteogenetische Aktivität setzte dorsal früher ein und war im weiteren Verlauf dorsal dichter und reichlicher. Restdefekte im Regenerat lagen ventral bzw. ventromedial. Die ventralseitig verminderte osteogenetische Aktivität gegenüber dorsal konnte erklärt werden durch verminderte Vaskularisation (keine Muskelansätze) und durch das zusätzliche Trauma bei der Kortikotomie.

Die Fragmentenden erschienen gegenüber dem Regenerat im Heilungsverlauf zunehmend unschärfer. Dies erklärt sich durch eine zunehmende Verzahnung zwischen Regenerat und alter Kortikalis im Sinne eines Havers-Umbaus (Hauch et al. 1992). Im weiteren Verlauf ließ sich eine Neokortikalis zwischen den Fragmentenden abgrenzen. Unschärfe der Fragmentenden bzw. eine Kortikalisbildung fand sich in Gruppe A zwischen der 8. und 12. Woche, in Gruppe B zwischen der 15.–18. Woche. Der röntgenologische Heilungsverlauf in Gruppe A war mit experimentellen Befunden der Knochenheilung nach Osteotomie, Segmenttransport für 2 cm bei Fixateur-externe-Stabilisierung an der Schafstibia (Brutscher 1989; Brutscher et al. 1992) vergleichbar.

Die röntgenologische Heilung verlief zunächst schneller, verlangsamte sich dann jedoch. Nach 24 bzw. 32 Wochen war die Heilung noch nicht vollständig. Dies ist erst nach 1 Jahr oder später zu erwarten. Die Röntgenverlaufskurve bestätigte die signifikant raschere und quantitativ reichlichere dorsale Osteogenese. Die Unterschiede zwischen ventral und dorsal verringerten sich im Zeitverlauf zunehmend. Die Dorsalseiten bei langen Regeneraten (B) zeigten gegen Ende der Distraktion eine signifikante Verzögerung der Heilung gegenüber denjenigen der kurzen Regenerate (A). Dies könnte dem „Zeitlupeneffekt" der Heilung bei langem Defekt entsprechen. Diese Heilungsverzögerung bei langstreckigem Transport war ventral nicht signifikant nachweisbar.

Auch in der Videodensitometrie der Regenerate (Makroradiographie) lag der Grauwert von A12w lateral signifikant höher als bei B16w lateral, während zwischen A24w und B32w kein signifikanter Unterschied mehr bestand. Dies weist ebenso auf eine verzögerte Mineralisation des Regenerates bei längerem Transport in der Frühphase hin. Im weiteren Heilungsverlauf der Regenerate glich sich die meßbare Dichte zwischen ventral und dorsal sowie zwischen kleinem und großem Defekt zunehmend aus. Die Zunahme des Grauwertes über die Zeit war in der Videodensitometrie nur bei langen Regeneraten signifikant meßbar. Dies erklärt sich durch das ausreichend große Meßfenster ohne Überlagerung durch alten Kortikalisknochen bei langen Regeneraten.

Quantitative Computertomographie und Steifigkeit

Die CT-Analyse ermöglichte sowohl eine strukturelle als auch eine quantitativ qualitative Analyse.

Die QCT-Übersichten bestätigten den primär rohrförmigen Aufbau des Regenerates. Alle Distraktionsbereiche waren komplett der Länge nach knöchern überbrückt. Die kurzen Regenerate schienen stärker mineralisiert als die großen, d.h. sie wiesen mehr Material höherer Dichte auf und die Übergänge zum ortsständigen kortikalen Knochen der Fragmentenden waren unschärfer abzugrenzen.

Die größere Länge der Regenerate im CT als in vivo erklärt sich durch den schrägen ansteigenden Kortikotomieverlauf sowie zusätzlich durch die periostalen, überlappenden Regenerate am Schaftende. Die Dicke der Regenerate nahm mit zunehmender Reorganisation und Strukturierung etwas ab.

Alle Regenerate mit Ausnahme von 2 Tibiae bei B32w zeigten ventrale Restdefekte. Diese können als Zeichen verminderter Vaskularisation gewertet werden und waren auch in der Humansituation, insbesondere an der distalen Tibia, ventralseitig zu beobachten (Brutscher et al. 1991). In den tierexperimentellen Untersuchungen am Schaf (Brutscher 1989; Brutscher et al. 1992) mit Vergleich von Kortikotomie (Erhalt des Medullargefäßes) und Osteotomie (Durchtrennung des Medullargefäßes) fanden sich in beiden Gruppen abhängig vom Untersuchungszeitpunkt ventrale Restdefekte. In der Osteotomiegruppe traten die Restdefekte jedoch häufiger auf und bestanden länger; insofern war der Heilungsverlauf der Regenerate bei Distraktionsosteogenese am Marknagel mit dem Heilungsverlauf nach Osteotomie vergleichbar. Die Verkleinerung der Restdefekte im Zeitverlauf kann durch zunehmende ossäre Heilung erklärt werden. Bei Untersuchungen nach 52 Monaten, so darf angenommen werden, sind sowohl bei A als auch bei B alle Restdefekte verheilt. Die Lokalisation der Restdefekte lag ventral mit leichtem Überwiegen nach ventro-medial und entsprach den Befunden von Brutscher (Brutscher et al. 1992). Diese Lokalisation erklärt sich durch die geringere Weichteildeckung, insbesondere fehlende Muskelansätze ventral und medial und die damit verbundene verminderte periostale Vaskularisation der Kortikalis sowie durch den zusätzlichen Gewebeschaden nach ventraler Kortikotomie.

Die Quantifizierung von Knochenmasse (bone mass) und Dichte (bone density) berücksichtigte nur den neugebildeten Knochen in den Querschnitten des Regenerates.

Die Knochenmasse im Regenerat entsprach derjenigen der nichtoperierten Tibia oder übertraf sie. Die geringen Unterschiede der Knochenmasse zwischen A und B und die wohl nicht signifikanten Anstiege der Knochenmasse über die Zeit in Gruppe A und in Gruppe B lassen den Schluß zu, daß die Knochenmasse im wesentlichen während der Distraktionsphase gebildet wurde.

Die Dichte, d.h. die Mineralisation des Regenerates, nahm im Zeitverlauf in beiden Gruppen deutlich zu. Die Dichtewerte gegen Versuchsende lagen in beiden Gruppen noch deutlich unter der Dichte von altem kortikalem Knochen. Dies bestätigte die noch nicht abgeschlossene ossäre Heilung des Regenerates bei Versuchsende in beiden Gruppen. Die Dichte bei B16w lag deutlich unter derjenigen von A12w, die Dichte bei B32w jedoch nur unwesentlich niedriger als diejenige bei A24w. Dies bestätigte wiederum die Verzögerung der Mineralisation bei längerem Transport in der Frühphase, während später ein Ausgleich der Mineralisation zwischen A und B erfolgte.

Die 4-Punkt-Biegesteifigkeit des Regenerates nahm in beiden Gruppen und in beiden Richtungen über die Zeit zu. Nach 24 Wochen erreichte das 20-mm-Regenerat in beiden Richtungen eine der nichtoperierten Seite vergleichbare Biegefestigkeit. Dieses hohe Maß an früher Biegesteifigkeit war bedingt durch die primär longitudinale Strukturierung des Regenerates mit sekundärer appositioneller Auffüllung der Zwischenräume und früher Verzahnung zwischen Regenerat und ortsständigem Schaftknochen. Die Biegefestigkeit beim 45-mm-Regenerat schien in a.-p.-Richtung derjenigen beim 20-mm-Regenerat vergleichbar, in ml-Richtung jedoch niedriger zu sein. Die Werte des Boxplots der Biegefestigkeit in ml-Richtung zeigten zwischen A und B ein ähnliches Verhalten wie diejenigen der Dichte des neugebildeten Knochens. Eine Korrelation zwischen Dichte und Steifigkeit scheint hier wahrscheinlich.

Die zonale Verteilung der Dichteklassen fand sich überwiegend während der frühen Zeitpunkte, während später die Dichteklassen ausgeglichen waren. Die Korrelation mit der Biegesteifigkeit ergibt sich eine 100%-Steifigkeit erst bei Aufhebung der zonalen Verteilung der Dichteklassen.

Die zonale Heilungsdynamik mit Beginn der Heilung in der Peripherie des Regenerates und Heilungsverzögerung im Zentrum ließ auch mechanisch die schwächste Stelle im zentralen Bereich vermuten. Die Steifigkeitsmessungen erfolgten jedoch stets unterhalb der Frakturschwelle, so daß darüber keine Aussage gemacht werden konnte. Ebenso war kein Rückschluß auf die klinisch relevante axiale Belastungsfähigkeit möglich.

Die Steifigkeit der Kontaktfläche zwischen Transportsegment und Diaphysenknochen war bei A12w deutlich tiefer als diejenige des Regenerates, bei A24w etwa gleich. Die Steifigkeitswerte der Kontaktfläche bei B16w zeigten erhebliche Streuungen, bei B32w vergleichbare Werte zu denjenigen des Regenerates. Alle Kontaktflächen waren in Phase II geheilt. Tendenziell ergab sich jedoch eine langsamere Heilung der Kontaktflächen bei Vergleich mit der des Regenerates. Dies entspricht einer häufigen klinischen Erfahrung, wobei die „Docking"flächen häufig mit Spongiosaplastik und sekundärer Osteosynthese versorgt werden (Rüter u. Brutscher 1988).

Mikroradiographie
Die Mikroradiographien bestätigten die frühzeitige und intensive Verzahnung zwischen Regenerat und Schaftknochen sowie die primäre longitudinale Strukturierung im gesamten Regeneratbereich. Der strukturelle und quantitative Unterschied zwischen dorsalem und ventralem Regenerat bestätigte sich visuell und morphometrisch. Dorsal bildete sich in beiden Gruppen reichlicher, aber poröses, ventral weniger, aber dichteres Regenerat.

Fluoreszenzmikroskopie
Die Verteilung der Fluoreszenzfarben im Verlauf des Regenerates bestätigte den Beginn der Knochenheilung in der Regeneratperipherie und hier insbesondere an den periostalen Seiten der Fragmentenden. Im weiteren schritt die Heilung nach zentral fort.

Der zonale Aufbau des Regenerates während der Dehnung ist nach einer quantitativen CT-Messung von Aronson am frühen Distraktionsspalt bewiesen (Aronson et al. 1990). Die Regenerate zeigten zu einem späteren Zeitpunkt makroskopisch keine zonale Verteilung mehr. Unsere Untersuchungen bestätigten jedoch eine zonale Verteilung im Regenerat auch im Stadium der fortgeschrittenen Heilung. Es fand sich ein weiter fortschreitender, dynamischer Umverteilungsprozeß, der die Dichteanteile des Knochens (QCT), strukturelle Anteile des Knochens (Mikroradiographie), aber auch zeitliche Faktoren (Fluoreszenzfarben) umfaßte.

Die Knochenheilung im Distraktionsspalt ist desmal (Krompecher 1937).

Bioptische Untersuchungen an 64 erwachsenen Patienten bei Verlängerungsosteotomie (Tajana et al. 1989) zeigten 2 Wochen nach Kortikotomie mesenchymale Zellen in einem Hämatom. Bei weiterer Abnahme der Hyaluronsäurespiegel und zunehmender Aktivität der Hyaluronidase erfolgte eine Stimulation der Mesenchymalzellen. Es entwickelte sich eine Mikrogefäßstruktur sowie ein dreidimensionales Kollagenfibrillennetz. In einer dritten Phase ordneten sich die Kollagenfibrillen unter den Zugkräften lamellenartig aus. In diesem Stadium vergrößerten sich die umgebenden Zellen. Bereits das anorganische Stadium erfuhr Niederschlag von Kalziumsalzen. Die Kalzifizierung war eng verbunden mit dem Vaskularisierungsprozeß. Es erfolgte eine direkte Transformation von Mesenchymalzellen in Osteoblasten. Zunächst bildete sich ein im Verlauf des Zuges ausgerichtetes grobmaschiges Netz aus Faserknochen entlang der primären Kollagenstruktur. Die Osteoblasten lagerten schichtweise Knochen an diese längsgerichteten Strukturen an und verschlossen somit die Zwischenräume. Frühzeitig begann jedoch die Umstrukturierung des Knochenmaterials durch Resorption und Wiederaufbau.

Im vorliegenden späten Stadium der Heilung fand sich fortgeschrittenes Remodelling. Auf mikroradiographischer und fluoreszenzmikroskopischer Ebene (Vergrößerungen bis 100fach) zeigte sich entsprechend der fortschreitende Umbauprozeß der lamellären Längsstruktur.

Die primäre Distraktionsosteogenese führte zu typischen längsgerichteten Strukturen. Bei Unterbrechung dieser Strukturen fanden sich andere Formen des appositionellen Wachstums mit verändertem Mineralsalzgehalt und anderer Kollagenorientierung. Auffallend war eine gute Vaskularisation des Regenerates sowie eine frühzeitige Einbeziehung der Fragmentenden in der Haver-Umbau.

Unendliche Distraktionsosteogenese,
oder: Welchen Einfluß hat die Verlängerung der Distraktionsstecke auf das Regenerat?

Bei Vergleich der Knochenmasse (bone mass, ISOTOM) in Phase I mit derjenigen in Phase II zeigte sich, daß bei schlechteren biologischen Voraussetzungen in Phase I zum Zeitpunkt der Untersuchung (B16w) die Masse der kontralateralen Seite nicht erreicht wurde. Bei Verbesserung der biologischen Bedingungen (Phase II) konnte in allen Gruppen eine vergleichbare oder sogar vergrößerte Knochenmasse des Regenerates im Vergleich zur nichtoperierten Seite gebildet werden.

Durch Verbesserung der biologischen Voraussetzungen war die neuzubildende Knochenmenge beeinflußbar. Die quantitativen Untersuchungen der Phase II (QCT, Videodensitometrie der Markoradiographie) bewiesen eine Verminderung der Mineralisation durch Verlängerung der Transportstrecke. Mikroradiographie Aufnahmen zeigten darüber hinaus auch dünnere Netzstrukturen des spongiösen Regenerates bei B16w gegenüber A12w (identische Heilungszeit bei verlängerter Transportzeit für B).

Durch Verschlechterung der biologischen Grundvoraussetzungen im Sinne Ilizarovs ergab sich eine Verschlechterung der osteogenetischen Aktivität im Distraktionsspalt. Die Verlängerung der Transportstrecke führte zu einer temporären Verzögerung von Dichte, Struktur und Mineralisation des Regenerates.

Transportkräfte

Der Knochenformationsprozeß im Distraktionsspalt wird durch mechanische und biologische Faktoren beeinflußt.

Die mechanischen Faktoren werden in der Regel definiert in Form der Distraktionsfrequenz und -geschwindigkeit sowie im Rahmen der Steifigkeit der Fixation (Ilizarov 1989a, b). Die Transportkraft, d.h. die Kraft, die erforderlich ist, um ein Knochensegment zu transportieren, wurde bislang nur in wenigen Fällen bei Beinverlängerung (Wolfson et al. 1990; Leong et al. 1979) gemessen.

Die Kraftmessung bei vorgegebener Knochenlänge und Verschiebung eines Segments in Richtung der Knochen- und Muskelachse führt zu einer wesentlichen Verminderung der beteiligten Muskel- und Weichteilkräfte, die bei Extemitätenverlängerungen mitberücksichtigt werden müssen. Das vorliegende Modell war daher besonders geeigent zum Rückschluß auf die tatsächlichen Kräfte, die im Distraktionsspalt zum Segmenttransport überwunden werden müssen.

Aufgrund der Verbesserung des Distraktionsmechanismus bei Phase II konnte davon ausgegangen werden, daß die beteiligten Reibungskräfte gering, zumindest aber bei allen beteiligten Tieren vergleichbar waren.

Die Transportkräfte für große Defekte lagen nur geringfügig über denjenigen für kleine Defekte (350 N). Die Transportkräfte für große Defekte zeigten ein Plateau im Transportverlauf, um gegen Ende erneut anzusteigen. Das Plateau kann als Verminderung der regeneratinternen Kräfte interpretiert werden. Ein Zusammenhang mit einer Verlangsamung der osteogenetischen Aktivität, d.h. mit einer Veränderung struktureller Faktoren bei Verlängerung der Distraktionsstrecke, ist anzunehmen. Dies könnte z.B. durch eine vorübergehende Verlängerung der fibrösen Zwischenzone oder einer Abnahme des Querschnittes im Regenerat erklärt werden (Aronson 1992) und stimmt mit einer vorübergehenden Abnahme der Mineralisierung (Dichte) bzw. einer Abnahme der Konvexität des Regenerates im Röntgenbild überein.

Einfluß des Marknagels

Ilizarov betont die Bedeutung der kontinuierlichen physiologischen Belastung des Regenerats für den Heilungsprozeß („Pumpeneffekt des Ringfixateurs" (Ilizarov 1990).

Das vorliegende Modell zeigte, auch bei kontinuierlicher Verriegelung, d.h. bei partieller Umleitung des Kraftflusses über den Verriegelungsnagel, eine adäquate Umstrukturierung und Reifung des Regenerates. Der Beginn der „Verzahnung" des Regenerates mit dem alten Schaftknochen bzw. die Ausbildung einer Kortikalis nach 8–12 Wochen (A12w) entsprach dem Wert bei Segmenttransport mit AO-Fixateur (Brutscher 1989). Inwiefern die Reifungszeit gegenüber derjenigen bei Ringfixation verzögert war, konnte nicht beurteilt werden. Die Marknagelung führte zu einer der Osteotomie vergleichbaren Situation. Dies bedeutet lediglich eine Heilungsverzögerung des Regenerates von wenigen Wochen, die ausgeglichen werden kann, und kein nachhaltiges Defizit des Regenerates (Brutscher 1989). Es muß daher angenommen werden, daß die rasche Revaskularisation entlang dem Marknagel, die bereits nach wenigen Wochen komplett ist (Rhinelander 1987; Berg 1973), zur günstigen Osteogeneserate beigetragen hat.

Im vorliegen Experiment wurde die Markhöhle vorab mit einem nicht aufgebohrten Marknagel perforiert. Es muß geschlossen werden, daß das Einführen des ungebohrten Marknagels diaphysär zu einem größeren Durchblutungsausfall führt als metaphysär, also im Bereich der Kortikotomie (vgl. 6.1.2). Hierfür sprechen 2 Argumente: Erstens erweitert sich die Markhöhle nach metaphysär trichterförmig, so daß hier peripherer Markhöhleninhalt beim Einführen des Marknagels geschont werden kann, und zweitens wird bei ausreichender Markhöhlenweite die Revaskularisation weniger behindert. Dies bedeutet, daß auch durch Verkleinerung des Nageldurchmessers und geeignete Auswahl der Kortikotomiehöhe die biologischen Voraussetzungen zur Knochenneubildung verbessert werden können.

6.3 Kausalhistogenetische Überlegungen

Um die Fragestellung „Segmentverschiebung auch am Marknagel" im Experiment zu beantworten, wurde vorausgesetzt, daß Distraktion im Kortikotomiespalt zu Knochenneubildung führt. Ebenso wurden verschiedene biologische „Regeln" zur Optimierung des Osteogenese berücksichtigt. Überprüft werden sollte allerdings das von Ilizarov aufgestellte Postulat, daß eine Marknagelung infolge der Markraumzerstörung unphysiologisch sei, und daß daher die Kombination mit Distraktion nicht zu adäquater Osteogenese führen könne.

Die nun vorliegende erstmalige Kombination einer nicht gebohrten Marknagelung mit einer Segmentverschiebung zeigte jedoch eine ausgezeichnete Knochenneubildung, so daß dieses Postulat widerlegt werden konnte. Hierdurch ergeben sich aber auch Fragen nach der Wertigkeit der anderen biologischen Voraussetzungen zur Optimierung der Osteogenese, wie sie von Ilizarov formuliert wurden (s. 6.1.1).

Im folgenden sollen daher verschiedene grundsätzliche Fragen zur Distraktionsosteogenese vor dem Hintergrund der kausalhistologenetischen Theorie, sowie anhand von neueren experimentellen Ergebnissen der Literatur besprochen werden.

1. Wie kann Knochenbildung durch Zug erklärt werden?
2. Wie können die empirischen Regeln der Optimierung der Distraktionsosteogenese, wie z.B. die mechanischen Einflußfaktoren Zuggeschwindigkeit und Zugrythmus, erklärt und wie deren Bedeutung bewertet werden?
3. Lassen sich die zugrundeliegenden Gesetzmäßigkeiten auch im vorliegenden Experiment nachvollziehen?

6.3.1 Knochenbildung durch Zug und Druck

Kausalhistogenese nach Pauwels

Grundlage der kausalhistogenetischen Theorie ist die Überlegung, daß der anatomische Bau der einzelnen Komponenten des Bewegungsapparates der jeweiligen Funktion optimal angepaßt ist, und daß diese Form, zumindest in der Endausfertigung, durch die lokale funktionelle Beanspruchung maßgeblich bedingt wird.

Pauwels gelang, basierend auf den Arbeiten von Roux, Wolff und anderen, die Erstellung einer komplexen Theorie zur Erklärung der Wechselwirkung zwischen mechanischer Funktion und Gestalt. Im Gegensatz zu technischen Materialien, die unter Einfluß von Zug, Druck oder Scherkraft eine mehr oder weniger endgültige Deformation erleiden, können sich die biologischen Stützgewebe an veränderte Bedingungen anpassen.

Grundlage der Therorie ist außerdem die Erkenntnis, daß die Stützgewebe, Knochen und Knorpel, sekundäre Gewebe darstellen, die aus undifferenzierten Mesenchymalzellen hervorgehen.

Pauwels schreibt: „Die Bildung von Knochengewebe muß auf Selbstdifferenzierung beruhen, d.h. auf einer erblich fixierten Reaktionsfähigkeit, die durch das Frakturtrauma oder an der Fraktur wirkende Hormon aktiviert und gefördert wird" (Pauwels 1965).

Der Reiz der Differenzierung dieser Mutterzellen im Gewebe geht letztendlich zurück auf mechanische Einflüsse, die zu einer Deformation der Zellen führen.

Zug, Druck oder Scherung bewirken im Modell eine Verformung der ursprünglichen Kugelgestalt der Zellen. Dies stellt den Reiz der Differenzierung zu Fibroblasten und zur Kollagensynthese dar. Pauwels schreibt dazu: „Das einzige Grundsubstanzelement, von dem erwiesen ist, daß es in kausaler Abhängigkeit von mechanischer Beanspruchung entstehen kann, ist die kollagene Bindegewebsfibrille. Die Zelle antwortet mit der Bildung von kollagenen Fibrillen in der Grundsubstanz, wenn das Blastem gedehnt wird" (Pauwels 1965). Es erscheint daher plausibel, daß diese pirmäre Kollagenstruktur bereits in Richtung der Deformation ausgerichtet ist.

Der Anstieg des hydrostatischen Drucks im Gewebe, d.h. eines Druckes, der auf alle Flächen senkrecht wirkt, führt zur Abrundung der Zellen. Eine derartige Drucksituation kann auch durch innere Druckerhöhung, z.B. durch Quellung der Zellen, zustande kommen. Die Quellung führt zur Dehnung der Zellmembran, damit zur Stimulation der Kollagensynthese, zur zugfesten Einscheidung der Zelle und zur Differenzierung von Chondroblasten. Die relative mechanische Ruhe, die für die Weiterdifferenzierung von Knochenzellen erforderlich ist, entsteht nicht allein durch die Einscheidung mit Grundsubstanz, sondern durch das weitere Ausreifen des Gewebes unter übergeordneten mechanischen Einflüssen, so daß schließlich die geeigneten mechanischen Bedingungen zur Zelldifferenzierung entstehen.

In der Embryonalzeit kann die Zugwirkung u.a. durch äußere Einflüsse erklärt werden. So treten z.B. Muskelkontraktionen bereits ab der 7. SSW auf. Druckkräfte sind z.B. durch Zellmitosen, durch vermehrte Produktion extrazellulärer Matrix oder durch Änderung des osmotischen Drucks zu erklären. Die Säulenform des Knorpels in der Wachstumsfuge entspricht dem Prinzip der gerichteten hydraulischen Kraftentfaltung bei beschränkter Ausdehnung zur Seite. So sind desmale und chondrale Osteogenese zu verstehen.

Aber auch in weiterentwickelten Geweben kann eine Umstrukturierung entsprechend der mechanischen Belastung erfolgen. So werden die Umleitung einer Zugsehne über ein Hypomochlion auf der Druckseite zunehmend runde und abgekapselte Zellen zu finden sein, während auf der Zugseite die Faserstruktur unverändert bestehen bleibt. Dieser Vorgang ist bei erneuter, gleichmäßiger Zugbelastung der Sehne wieder reversibel (Pauwels 1965).

Beim Erwachsenen bleibt Knorpel nur erhalten unter Überlagerung der hydrostatischen Kräfte durch externe Beanspruchungen, z.B. beim Durchwalken des Gelenkknorpels, andernfalls tritt chondrale Ossifikation ein.

Knochengewebe entsteht nach Pauwels überall dort, wo ein bereits vorhandenes Stützgewebe ohne größere Deformation mechanisch beansprucht wird. Als spezifischer Reiz kommt die elastische Verformung in Frage, die in mirkroskopischer Größenordnung liegt und über das Hook-Gesetz mit der Spannungsgröße gekoppelt ist (Kummer 1985).

In der Theorie der kausalen Histogenese steht der direkte mechanische Einfluß auf die Zelle mit einem entsprechenden Stimulationsreiz im Vordergrund. Auf lokaler Ebene, insbesondere hinsichtlich lokaler Differenzierungs- oder Umbauvorgänge, kommt den mechanischen Einflüssen sicher eine grundlegende und bestimmende Bedeutung zu. Hier stellt sich die Frage nach experimentellen Ergebnissen, die die zelluläre Reaktion auf mechanische Reize belegt. Außerdem soll die Frage der Signalübermittlung mechanischer Reize auf Zellebene durch biomechanische Vorgänge besprochen werden.

Darüber hinaus besitzen aber auch andere, z.B. humorale Faktoren Einfluß auf die lokale Gewebedifferenzierung und Entwicklung. Der Anteil der humoralen Faktoren soll diskutiert werden.

Mechanische Einflußgrößen auf die Knochenbildung: Experimentelle Ergebnisse

Aus biologischen Ansätzen ist heute bekannt, daß Osteoklasten und Osteoblasten aus unterschiedlichen Zellinien hervorgehen Osteoklasten aus dem hämatopoetischen System, Osteoblasten dagegen aus den ubiquitär vorhandenen Mesenchymzellen (Marks 1988; Webster 1988). In Zellkulturen konnten weitere Subtypen unterschieden werden; solche, die spontan direkt in Osteoblasten differenzieren, und solche, die zur Osteoblastendifferenzierung angeregt werden müssen (Mayer 1992).

Der Einfluß mechanischer Reizqualitäten auf Osteoblasten und Osteoklasten, aber auch auf Knorpelzellen mit differenzierten Zellreaktionen, ist heute experimentell gesichert.

Periodische Zugspanung unterschiedlicher Stärke und unterschiedlicher Frequenz stimulierten in der Zellkultur von Osteoblasten (UMR 106-01) die Zellteilung, die Proteinsynthese und die Aktivität der alkalischen Phosphatase. Die Zellteilung oder die Proteinsynthese wurden jedoch bei unterschiedlichen Zugkräften und Frequenzen unterschiedlich stimuliert, so daß geschlossen werden konnte, daß verschiedene Zellfunktionen verschiedene mechanische Stimulationsoptima aufweisen (Miyajima 1990).

Verschiedene Experimente belegen den Einfluß von Druck auf Knochenzellen. Klein-Nulend et al. (1987) konnten beispielsweise in Kultur von fetalen Mauscalvarien durch intermittierenden Druck die Aktivität und das Wachstum von Osteoblasten steigern sowie diejenige von Osteoklasten hemmen. Burger et al. (1989) konnten an fetalen Rudimenten langer Knochen nachweisen, daß intermittierender Druck die Wanderung und Aktivität von Osteoklasten dämpfte und gleichzeitig die Mineralisation förderte.

Experimentelle Untersuchungen an einem bewegten Knochenkeil der Tibia in vivo (Hente et al. 1991) bestätigten die Abhängigkeit der Ostogenese und der Mineralisation vom Straingradienten und der Zykluszahl der Dehnung. Mineralisation fand sich nur bei einem Straingradienten < 20%, bei Gradienten bis 60% fand sich Knochenresorption.

Der An- und Abbau des erwachsenen Knochens wird über einen mechanisch induzierten Regelkreis gesteuert. Dehnungen des Knochens über 1500 und 3000 microstrains haben nach In-vivo-Messungen Knochenanbau und Mehrung der Knochenmasse, Dehnungen unter 100–300 microstrains eine Nettoabnahme des Knochens durch Remodelling zur Folge (Frost 1987). Rubin u. Lanyon (1984) konnten an funktionell isolierten Truthahnknochen zeigen, daß bereits 4 kurze Belastungszyklen pro Tag mit veränderten Dehnungsgrößen zum Erhalt der Knochenmasse ausreichen. Experimentelle Ergebnisse, wiederum an der funktionell isolierten Truthahnulna, lassen schließen, daß der funktionelle Umbau des Knochens nur auf dynamische und nicht auf statische Belastung reagiert. Der effektive Stimulus ist dabei extrem kurz. Verschiedene Bereiche des Knochens scheinen verschiedene Empfindlichichkeiten für Dehnungsreize aufzuweisen (Rubin u. Lanyon 1987).

Da bereits sehr kurze Dehnungen zur mechanischen Induktion von Stoffwechselprozessen mit längerdauernder Syntheseleistung führen, stellt sich die Frage nach der Speicherung der mechanischen Information. Skerry et al. (1988) konnten zeigen, daß sich bereits durch eine kurze Periode dynamischer Belastung die Orientierung der Proteoglykane im Knochengewebe ändert und sich erst langsam zurückbildet. Dies könnte eine Art „Dehnungsgedächtnis" des Knochens darstellen.

Die Übermittlung mechanischer Information auf Zellebene

Nachdem dynamischer Zug und Druck Zellteilung und Proteinsynthese beeinflussen können, müssen die Zellen über entsprechende Übermittlungsketten für die mechanische Information verfügen.

Ohne Anspruch auf Vollständigkeit sollen einige experimentell nachvollziehbare Übertragungswege dargestellt werden.

In der Zellkultur konnte gezeigt werden, daß Knochenzellen unter dem Einfluß von Dehnung Postaglandin E2 (PGE2) synthetisieren. PGE2 wiederum stimulierte die cAMP-Produktion in verschiedenen Knochenzelltypen, während die DNA-Synthese nur in Osteoblasten angeregt wurde.

Weiterhin konnte ein elektrisches Feld in PGE2-Synthese umgehen und direkt das Adenylatcyclasesystem der Zelle ansprechen (Binderman et al. 1984).

Andererseits sind K^+ und Ca^{++}-Kanäle (Ravesloot et al. 1990) sowie das Inositolsystem an der Zellmembran von Knochenzellen indentifiziert worden, die als Überträger piezoelektrischer Felder oder mechanischer Deformation der extrazellulären Matrix in Frage kommen. Darüber hinaus sind Mechanorezeptoren bekannt, sowie die Stimulation des Adenylcyclasesystems durch Dehnungsenergie der Zellwand. Als Second messenger auf Zellebene stehen cAMP- und Ca^{++}-Verschiebungen im Vordergrund (Stockwell 1987).

Hormonale Steuerungsmechanismen der Knochenbildung

Die Bilanz der Knochenmasse stellt eine Regelgröße dar. Knochenanbau und -abbau halten sich dabei die Waage. Die Steuerung erfolgt über systemische und lokale Mechanismen, besonders auch hormonaler Art.

Für Hormone wie Parthormon oder die Vitamin-D-Metaboliten sind heute neben den bekannte Regelmechanismen auch Einflüsse auf die Kollagensynthese sowie die Zelldifferenzierung nachgewiesen (Mayer et al. 1992).

Für die Steuerung des lokalen Geschehens ist außerdem eine Vielzahl von Wachstumsfaktoren bekannt (Mohan u. Baylink 1991), die u.a. aus der Matrix isoliert wurden. Sie haben u.a. mitogene, differenzierende, chemotaktische oder osteolytische Aktivitäten. Sie werden in ansehnlicher Menge von Knochenzellen gebildet und in der Matrix gespeichert. Außerdem haben sie parakrine und autokrine Funktionen. Es konnte gezeigt werden, daß die Proliferation, die Differenzierung sowie die Bildung und Reifung der extrazellulären Matrix in einem Regelkreis voneinander abhängig sind (Mayer et al. 1992).

Die Implantation von Bone Morphogenetic Protein (BMP) oder demineralisierter Knochenmatrix (DKM) führte nach Implantation in die Muskulatur zur Wanderung,

Proliferation und Differenzierung von Mesenchymzellen zu Osteoblasten sowie zur Ausbildung von differenzierten Gewebeinseln (Urist 1965), die allerdings ohne die mechanischen Faktoren nicht entwicklungs- und überlebensfähig waren.

Das Zusammenwirken einer Vielzahl von gleichzeitig vorhandenen unterschiedlichen Wachstumsfaktoren in der Knochenmatrix und die Vielzahl von unterschiedlichen Rezeptoren auf eine Zelle läßt vermuten, daß die Zellteilung und Zelldifferenzierung durch eine Kombination von integrierenden und konkurrierenden Stimuli bestimmt wird. Die Ergebnisse beruhen meist auf Untersuchungen in der Zellkultur, der tatsächliche lokale Beitrag am Vorgang der Knochenheilung in vivo ist daher schwer abschätzbar.

6.3.2 Diskussion der empirischen Regeln zur Optimierung der Knochenneubildung

Die lokale Kontrolle von Knochenzellfunktionen beruht auf einer dynamischen Balance von zahlreichen möglichen Faktoren systemischen und lokalen Ursprungs. Neben dem Einfluß humoraler oder vaskulärer Faktoren gilt es darüber hinaus, den lokalen Einfluß mechanischer Stimuli auf die Knochenentwicklung, und damit auf das vorliegende Ergebnis abzuschätzen.

Die Kortikotomie oder Osteotomie entspricht zunächst einem „Frakturmodell". Die Knochenfragmente sind ruhiggestellt. Die biomechanische Konstellation ist in erster Linier abhängig von der Form der Osteosynthese und der Belastung, die weitere Heilung ist deutlich beeinflußt vom operativen Flurschaden. Primär wird die Kaskade der lokalen und systemischen humoralen Reaktionen aktiviert.

Ohne die mit mehr oder weniger zeitlicher Verzögerung einsetzende Distraktion würde sich eine Knochenheilung in Abhängigkeit von der Frakturspaltweite und der Ruhigstellung in Form von Kallusbildung und Spaltheilung einstellen (Schenk u. Willenegger 1977). In einem weiten Spalt wird bei absoluter Ruhigstellung zunächst intermediäres Bindegewebe entstehen, das in seiner Fasertextur in erster Linie am Gefäßverlauf ausgerichtet und nicht in den Fragmentenden verankert ist. Dehnung, hier als „Instabilität" bezeichnet, führt dagegen zu einer Verankerung der Fasern im Knochengewebe der Fragmentenden (Schenk u. Willenegger 1977). Abhängig von der Weite des Frakturspaltes und der mechanischen Konstellation, bedingt durch die Art der Ruhigstellung, wird endostaler und v.a. periostaler Kallus gebildet werden. Die daraus resultierende Vergrößerung der Kontaktfläche der Fraktur mit „Abstützung" der Fragmentenden gegeneinander führt zur Verkleinerung der Dehnungsrate im Frakturspalt und zur relativen mechanischen Ruhe, so daß schließlich der Frakturspalt knöchern überbaut werden kann. Die Geflechtknochenbildung der sekundären Frakturheilung läuft über bindegewebige und knorpelige Vorstufen.

Bioptische und histologische Untersuchungen des Kortikotomie- oder Osteotomiespaltes zeigten postoperativ in den ersten Tagen Hämatom und Fibrin (Tajana et al. 1989; Pesch et al. 1980). Die lokale Heilung führt zur Organisation des Hämatoms, zum Ersatz durch resorptives Bindegewebe. Die Einsprossung vom primitiven Gefäßknospen wird von Tajana et al. (1989) einer frühen fibrillären Phase zugeordnet.

Die „Latency Period", die Zeitphase bis zu Beginn der Distraktion, bietet daher verschiedene Optionen. Das primäre Hämatom kann organisiert werden und bietet damit bessere Möglichkeiten zur Übertragung mechanischer Kräfte. Lokale Wachstumshormone können angereichert werden und zur Zellreaktion beitragen. Die Revaskularisation der Markhöhle und der angrenzenden Weichteile schreitet fort, ebenso wie die Einsprossung von Gefäßen im Kortikotomiespalt. Undifferenzierte Mesenchymzellen werden mit der Gefäßeinsprossung herangeführt oder können einwandern.

Die Forderung Ilizarovs nach Schonung von Endost und Markhöhleninhalt kann daher der Beschleunigung der Revaskularisation sowie der Heranführung von Mesenchymzellen dienen, die Forderung nach Schonung des Periosts u.a. der Optimierung der osteoinduktiven Potentiale innerhalb der Kambiumschicht. Diese besteht u.a. aus einer Vielzahl zellulärer Elemente wie knochenbildender Vorläuferzellen, Osteoblasten oder Osteoklasten und besitzt hohe osteogene Potenz (Wlodarski 1989). Der bedeutendere Beitrag des Periostes gegenüber demjenigen des Endostes zur Osteogenese bei Distraktion wurde u.a. von Kojimoto et al. (1988) an der Kaninchentibia experimentell belegt.

Die Induktion der Differenzierung von Fibroblasten sowie die Stimulation der Synthese von Tropokollagen ist wohl auch ohne mechanische Einflüsse der Distraktion zu erwarten und kann u.a. durch hormonale lokale Funktion erklärt werden. In einem Modellsystem wurde in vitro der Differenzierungsverlauf von knochenbildenden Zellen nach Zugabe von fetalem Serum analysiert. Drei Phasen der Differenzierung konnten dabei definiert werden. Eine erst proliferative Periode war gekennzeichnet durch eine erhöhte Transkriptionsrate von Typ I mRNA und Zellwachtumsgenen. Darauf folgte eine Periode der Reifung der extrazellulären Matrix, charakterisiert durch die Induktion von alkalischer Phosphatase. Schließlich folgte eine Periode der Mineralisation, gekennzeichnet durch den Anstieg des mRNA-Niveaus für Osteopontin mit Osetocalcin (Mayer et al. 1992).

Im Kortikotomiespalt fand sich bei beginnender Distraktion im „fibrillären Stadium" zunächst eine dreidimensionale Vernetzung, im „lamellären Stadium" dann eine Längsorientierung der Kollagenstrukturen (Tajana et al. 1989).

Die einsetzende Ossifikation ist plurizentrisch, d.h. sie ist gleichzeitig in verschiedenen Arealen des Distraktionsspaltes zu finden. Dies ist histologisch (Pesch et al. 1980), aber auch in den eigenen Röntgenbildern als diffuse Körnung in den ersten Tagen nach Beginn der Distraktion zu beobachten. Die Röntgenbilder zeigten neben der feinen „Körnung" bald ein dünnes, durchscheinendes längsstrukturiertes Band.

Eine derartige Form der Ossifikation gilt als typisch für die Distraktion und ist für die sekundäre Frakturheilung nicht beschrieben. Sie muß als Folge einer relativ zeitgleichen Aktivierung von Osteoblasten aus Fibroblasten mit nachfolgender Osteoidproduktion und Mineralisation interpretiert werden.

Die Umsetzung der mechanischen Information auf Zellebene ist experimentell durch eine Vielzahl von membrangebundenen Signalketten gewährleistet. So konnte in der Zellkultur u.a. eine dehnungsabhängige Freisetzung von Prostaglandin (PGE2) gefunden werden, das als Mediator vor allem der dehnungsabhängigen Induktion gilt (Murray u. Rushton 1990).

Diese Differenzierung auf lokaler Ebene muß daher im wesentlichen als mechanisch induziert, zumindest aber als durch die Distraktion präterminiert, angenommen werden. So zeigen die histologischen Bilder längsstrukturiertes Kollagen mit längsgestreckten Zellen, an die neue Knochenmatrix angelagert wird (Shearer et al. 1992). Darüber hinaus findet sich keine Bildung von Knorpelzellen, wie sie für eine „normale" sekundäre Frakturheilung bei weiterem Spalt und nur relativer Ruhigstellung zu erwarten wäre (Sevitt 1981).

Die Knochenbildung im Distraktionsspalt ist damit desmal, d.h. Osteoblasten entstehen direkt aus Bindegewebezellen (Tajana et al. 1989; Aronson et al. 1989; Ilizarov 1989; Pesch et al. 1980).

Die weitere Heilung zeigte einen zonalen Aufbau des Distraktionsspaltes mit peripherer, fragmentendennaher Mineralisation, während zentral noch ein mehr oder weniger schmaler, unregelmäßiger begrenzter, nicht mineralisierter Bereich bestand (Aronson et al. 1989; Ilizarov 1989). Die Weite dieses Saumes war u.a. abhängig von der Zuggeschwindigkeit der Distraktion, sowie von der Länge des zu überbrückenden Bereiches. Aus klinischen Verläufen am Patienten sind Regenerate mit extrem geringer und zeitlich verzögerter Mineralisation auch der gesamten Regeneratlänge bekannt.

Das Ausmaß der Mineralisierung des Regenerates kann mit Hilfe der Dehnungstheorie sowie durch die Abhängigkeit von der Dehnungsrate (Hente et al. 1991) erklärt werden. Experimentell war bei Hente die Mineralisation im Knochenspalt nur bei einem Dehnungsgradienten unter 20% möglich. Zu große Dehnung verhinderte die Mineralisation und ließ die bindegewebigen Strukturen persistieren, wie die klinischen Beispiele der Pseudarthrosenentstehung belegen (Sevitt 1981).

Physiologisch ist daher bei Distraktion in der Peripherie der Regenerate eine geringere Dehnung zu erwarten als zentral. Bei schnellerem Transport wird die Dehnungsrate steigen, damit die Mineralisierungsfront zurückweichen und der zentrale fibröse Bereich verbreitert werden. Umgekehrt kann bei Verlangsamung der Transportate oder nach Abschluß des Transportes, und damit einer Verminderung oder Aufhebung der lokalen Dehnungsrate, die Mineralisierungsfront wieder in Richtung der Regeneratmitte wandern bzw. das gesamte Regenerat rasch mineralisieren.

Die Abhängigkeit der Biosyntheserate und der Mineralisation von Zuggeschwindigkeit und Zugrythmus sind auch durch Untersuchungen von Ilizarov belegt. In histochemischen Studien wurden in Proben aus dem Distraktionsspalt die Succinyldehydrogenaseaktivität als Maß für den aeroben Stoffwechsel, die Konzentration von alkalischer Phosphatase als Maß für den Mineralisationsvorgang, sowie die ATPase-Aktivität als Maß der Osteoblastenformation gemessen. Alle Parameter zeigten bei Distraktion von 1 mm/Tag höhere Werte gegenüber einer Distraktion von 2 mm/Tag. Ebenso ließen sich durch Steigerung der Frequenz von 1 Schritt/Tag auf 4 Schritte/Tag bzw. auf 60 Schritte/Tag die Werte steigern (Ilizarov 1989).

Die Osteogenese im Distraktionsspalt ist ein komplexer Vorgang, der von einer Vielzahl systemischer und lokaler Faktoren gesteuert wird. Der Anteil der mechanischen bzw. der humoralen Steuerfaktoren ist daher in den verschiedenen Phasen schwer abzuschätzen. Allerdings wird der Einfluß der mechanischen Faktoren auf die Gewebebildung im Verlauf von der primären Induktionen über die Entwicklung des typischen Regenerates immer deutlicher und scheint bald dominierend. Während die primäre Induktion daher noch ohne wesentliche mechanische Stimuli erfolgen kann, so ist im weiteren der mechanische Einfluß auf die Gewebedifferenzierung sowie auf die Formgebung eindeutig, und muß, auch auf lokaler Ebene, als bestimmend angesehen werden. Der lokale humorale Beitrag ist experimentell bislang nicht abgrenzbar.

Die typische Form der Gewebedifferenzierung und -entwicklung ist eindeutig durch Veränderung der mechanischen Bedingungen zu erklären, so daß der bestimmende Beitrag anderer Faktoren überdacht werden muß. Der mögliche negative Einfluß einer verminderten osteogenen Potenz in Folge des zerstörten Markhöhleninhaltes, in Folge der verzögerten Revaskularisation sowie in Folge des bei der Kortikotomie durchtrennten Periostes konnte im vorgestellten Modell mehr als ausreichend kompensiert werden. Diese Faktoren scheinen daher von geringerer Bedeutung für die Qualität der Osteogenese als postuliert (Ilizarov 1989), sowie von geringerer Bedeutung im Vergleich zur Bedeutung der mechanischen Stimulation.

6.3.3 Diskussion der eigenen Ergebnisse vor dem Hintergrund der kausalen Histogenese

Die Einführung eines bilateralen Transportzuges führte zur Steigerung der Knochenneubildungsrate gegenüber derjenigen bei einseitigem Zug. In Phase II wurde eine erhebliche größere Knochenmasse/Querschnitt (ISOTOM) mit stärkerer Mineralisierung gebildet (s. 4.2.6). Entsprechend fand sich eine höhere Biegefestigkeit als bei einseitigem Zugmechanismus und verkipptem Transportsegment (s. 4.2.7).

Unter der Prämisse, daß die Dehnungsrate der Hauptstimulus zur Knochenneubildung im Distraktionsspalt ist, kann gefolgert werden, daß bei beidseitigem symmetrischen Drahtzug sowie ausgewogenem Segmenttransport auch günstigere Dehnungsraten auf Zellebene erreicht werden konnten.

Ein Verkippen des Transportsegmentes auf die Seite des ansetzenden Zugdrahtes sollte auf dieser Seite zur Erhöhung der Dehnungsrate, zu einer Verminderung auf der gegenüberliegenden Seite führen. Die Abb. 5 b zeigt ein entsprechendes Beispiel, ein nach medial verkipptes Transportsegment. Sowohl im Röntgenbild wie auch in den ISOTOM-Querschnitten (Abb. 7 b) fand sich auf der medialen Seite des Regenerates eine reichlichere und stärker mineralisierte Osteogenese als lateral. Dies könnte durch eine auf Zellebene günstigere Dehnugnsrate auf der Zugseite als auf der gegenüberliegenden Seite erklärt werden.

Die längeren Regenerate zeigten gegen Ende des Transportes vorübergehend eine verminderte Dichte im Vergleich zu den kürzeren Regeneraten (s. 4.2.3.3.2) bei gleichbleibenden Zuggeschwindigkeiten und Zugrythmen, was durch eine niedrigere Dehnungsrate bedingt sein könnte.

Nach dem Hook-Gesetz ist die Verlängerung eines gedehnten Drahtes direkt proportional zur ansetzenden Kraft und der Länge des Drahtes, umgekehrt proportional zum Querschnitt und der Materialkonstante.

$$\text{Hook-Gesetz: } \Delta l = \frac{1}{E} \cdot \frac{l}{q} \cdot K.$$

(Δl : Verlängerung, $\frac{1}{E}$: Dehnungsgröße, l : Länge des Drahtes,

q : Querschnitt, K : Kraft)

Bei ansteigender Transportkraft, wie im vorliegenden Versuch, und länger werdendem Distraktionsspalt, aber gleichbleibendem Querschnitt des Regenerates wird die Dehnungsrate deutlich zunehmen, bei gleichbleibender Länge, d.h. z.B. bei gleichbleibender Länge des nicht mineralisierten Spaltes, wird die Dehnung dennoch, aber in geringerem Maße zunehmen. Die verminderte Mineralisation könnte daher als Ausdruck ungünstigerer lokaler Dehnungsraten interpretiert werden. In dieser Situation sollte in der Klinik die Transportgeschwindigkeit reduziert werden.

In beiden Versuchsgruppen nahmen die Transportkräfte über die Zeit zu.

Die Zunahme der Transportkräfte bei gleichbleibendem Querschnitt der Regenerate und gleichbleibender Spaltbreite sollte zu einer Erhöhrung der lokalen Dehnungswerte, die gleichzeitige Vergrößerung des Spaltes zu gleichbleibenden oder sinkenden Strainwerten im Neubildungsbereich führen. Bei gleichbleibendem Querschnitt und gleichbleibender Dehnung müßte der nichtmineralisierte zentrale Bereich verlängert erscheinen bzw. die Mineralisation abnehmen.

Diese mechanischen Überlegungen könnten die vorübergehende Abnahme der Mineralisation (Dichte) der langen Regenerate gegenüber den kürzeren erklären.

Ähnlich läßt sich der typische Aufbau des Distraktionsspaltes interpretieren. Hier findet sich zentral ein nicht mineralisierter Bereich, während in Richtung der Fragmentenden die Dichte ansteigt. Mineralisierung kann aber nur bei Unterschreitung einer gewissen Dehnung eintreten, so daß in der Peripherie der Regenerate von einer geringeren Dehnungsrate als zentral ausgegangen werden muß.

Die Messung der Transportkräfte während des täglichen Zugvorganges zeigte einen typischen Kurvenverlaufs (s. 4.2.4). Nach einem Spitzenwert (peak force) verminderte sich die Kraft zwischen Fixateur und Transportsegment langsam im Verlauf der folgenden Stunden, um bei erneutem Zug am nächsten Tag wieder anzusteigen. Die Dehnung zwischen den einzelnen Transportschritten läßt also nur langsam nach und war auch hier dynamisch. Dies ist mit den experimentellen Befunden von Rubin u. Lanyon (1984) zu vergleichen, die als Stimulans zur Knochenumbildung dynamische Belastung als effektiver gegenüber statischer Belastung fanden.

Der positive Effekt auf die Knochenneubildung im Distraktionsspalt hängt nach Ilizarov auch von der Zugfrequenz ab. Höhere Zugfrequenzen bei gleichbleibender Zuggeschwindigkeit führten zur Verbesserung des Osteogeneserate (Ilizarov 1989). Die Abhängigkeit der Stimulation der Zellaktivität und der Syntheserate durch zyklische Dehnung und Kompression mit unterschiedlichen Dehnungsraten und Frequenzen ist auch durch verschiedene andere Experimente auf Zellebene belegt (Burger et al. 1989; Klein-Nulend et al. 1987; Miyajima 1990). Der mechanische Stimulus bei Distraktionsosteogenese kann daher auch optimiert werden durch die Modifikation der Zugkraft in Abhängigkeit von der elastischen Rückbildung der Spannung zwischen Transportsegment und Zugteil. Dies erfordert allerdings eine möglichst exakte Erfassung der regeneratinternen Kräfte.

Bei der Prüfung der Biegefestigkeit der Regenerate fanden sich tendenziell niedrigere Steifigkeiten in mediolateraler als in anteroposteriorer Richtung, insbesondere bei längerer Transportstrecke (s. 4.2.7). Weiterhin fanden sich dorsal tendenziell reichlichere, wenn auch weniger dicht strukturierte Regenerate als ventral (s. 4.2.8). Entsprechend lag die ventrale Flächendichte signifikant über der dorsalen (s. 4.2.8.2).

Die Tibia der Schafe wird physiologisch nicht streng axial belastet, da sie stets in gewisser Abwinkelung zu Femur und Metatarsus steht. Dorsal findet sich daher bei physiologischer Belastung die Druckseite, ventral die Zugseite des Knochens, während medial und lateral nicht eindeutig einer Druck- oder Zugbeanspruchung zugeordnet werden können.

Als Erklärung der Unterschiede zwischen ventraler und dorsaler Steifigkeit sowie der Unterschiede zwischen ventraler und dorsaler Fläche und Struktur der Regenerate kann spekulativ, unter dem Aspekt der kausalen Histogenese, eine günstigere und reichlichere Knochenneubildungsrate in der physiologischen Belastungsebene der Druck- und Zugkräfte angenommen werden.

6.4 Klinische Relevanz

Verschiedene klinische Studien, aufbauend auf diesem Experiment, belegen bereits die Bedeutung der Kombination „Marknagel/Distraktionsosteogenese" sowie die Relevanz der biologischen Ergebnisse dieser Untersuchung (Betz et al. 1990; Raschke et al. 1991).

Ein dem Gedankgengang dieses Experimentes entsprechender klinischer Prototyp ist in Entwicklung. Hierbei galt es verschiedene methodische Gesichtspunkte abzuwägen. Ein unilateraler Transportmechanismus ist patientenfreundlich, erfordert jedoch einen zentralen Drahtzug. Dies beinhaltet eine Verbindung der Markhöhle mit dem Hautniveau und bedeutet ein potentielles Infektrisiko. Eine bilaterale Zugvorrichtung stellt eine größere Transporteinheit dar, auf eine transossäre Drahtführung kann dann jedoch verzichtet werden. Das modulare System beinhaltet die primäre Stabilisierung mit einem gängigen nicht gebohrten Verriegelungsnagel sowie die zeitversetzte Ergänzung durch ein temporäres externes Transportsystem, das gegen Ende des Zuges wieder entfernt werden kann. Das modulare System bietet Vorteile der Handhabung, der Planung und Freiheiten zum Methodenwechsel in Kombination mit einem weitgehend verkleinerten externen Transportmechanismus.

Die klinische Indikation ist selektiv und gezielt. Sie besteht bei ausgedehnten Substanzdefekten der Tibia ohne Achsenkorrektur, die aufgrund der Weichteilsituation mit Marknagel versorgt werden können. Eine Erweiterung der Indikation zur ungebohrten Marknagelung ergibt sich nicht. Nachdem der optimale Zeitpunkt zum Segmenttransport auch bei Primärverletzungen frühestens nach 3 Wochen zu sehen ist (Brutscher et al. 1992), ergibt sich die Möglichkeit, den Nagel zu implantieren, dann die Weichteile zu sanieren und sekundär das temporäre Zugsystem zu ergänzen. Die zwischenzeitlich eingetretene intramedulläre Revaskularisierung vor Durchführung der Kortikotomie und vor Zugbeginn verspricht die hohe biologische Leistungsfähigkeit des Systems.

7 Zusammenfassung

Die Wiederherstellung ausgedehnter Tibiaschaftdefekte ist für den Chirurgen eine Herausforderung, für den Patienten bedeutet sie einen langwierigen und oft komplikationsreichen Weg.

Der Marknagel ist hierbei ein bewährtes und vielfach verwendetes Implantat. Erweiterungen der Indikation zur Marknagelung ergaben sich durch die Verriegelungstechnik sowie in jüngster Zeit durch die Entwicklung von Verriegelungsnägeln, die ohne Aufbohren eingebracht werden.

Die Technik der Segmentverschiebung zur Überbrückung langstreckiger Schaftdefekte gewährt ein potentiell ideales „Autotransplantat" im Weichteilverbund sowie eine spontane Distraktionsosteogenese im Kortikotomiespalt fernab der Problemzone.

Die Kombination beider Verfahren bietet unübersehbare Vorteile. Die für den Patienten belastende und komplikationsreiche externe Langzeitfixation wird vermieden. Der Verriegelungsnagel kann zur langfristigen mechanischen Protektion des Regenerates belassen werden. Die möglichen Nachteile für den osteogenetischen Regenerationsprozeß durch Zerstörung der intramedullären Gefäße bei der Verriegelungsnagelung müssen jedoch experimentell überprüft werden.

An 21 erwachsenen weiblichen Schweizer Bergschafen wurden transperiostale Tibiaschaftdefekte verschiedener Längen gesetzt. Nach Stabilisierung mit einem nicht aufgebohrten Verriegelungsnagel und metaphysärer Kortikotomie erfolgte eine Segmentverschiebung durch subkutanen Drahtzug mit Hilfe externer Zugapparate. Zunächst wurde einseitig (n = 9), in der Hauptgruppe unter strengen quantifizierten Kriterien beidseitig gezogen (n = 12). Überbrückt wurden Schaftdefekte von 20 und 45 mm Länge. Die Tiere wurden bei kleinem Defekt nach 12 bzw. 24 Wochen, bei großem Defekt nach 16 bzw. 32 Wochen getötet. Neben exakten klinischen Verlaufskontrollen wurden wöchentlich Röntgenaufnahmen der Tibiae angefertigt. Die Präparate wurden in toto makroradiographiert, im quantitativen Computerprogramm analysiert und die Biegefestigkeit in einer 4-Punkt-Biegung überprüft. Nach Aufarbeitung wurden die Präparate mikroradiographisch, fluoreszenz- und polarisationsmikroskopisch untersucht.

In der Pilotgruppe bei einseitigem Zug (n = 9) wurden teilweise Komplikationen während des Transportes beobachtet. So zeigte ein Verkippen, daß die Segmente bei einseitigem Zug nicht ausreichend im Weichteilverbund stabilisiert waren. Für adäquaten Transport entlang des Marknagels war ein bilaterales oder zentrales Zugsystem erforderlich. Die Knochenbildung war im metaphysären und diaphysären Kortikotomiebereich rohrförmig und komplett.

In der Hauptgruppe (n = 12) wurden bei optimiertem, beidseitigem Zug alle Segmente ohne Komplikationen in die Defekte transportiert. Die Knochenneubildung wurde im kurzen und langen Distraktionsspalt quantifiziert.

Alle Distraktionsbereiche wurden der Länge nach kontinuierlich und spontan knöchern überbrückt. Die knöcherne Struktur der Regenerate reifte zunehmend auch unter beibehaltener Verriegelung. Alle Dockingflächen zwischen Transportsegment und distalem Schaft heilten.

Im Regenerat verblieben z.T. kleine ventrale „Restdefekte". Diese verkleinerten sich durch appositionelles Knochenwachstum und verschlossen sich z.T. bereits im Untersuchungszeitraum. Die „Restdefekte" lagen ventral bzw. ventromedial.

Die Knochenbildung im Regenerat begann dorsal früher. Dorsal bildete sich mehr und auf die periostalen Schaftenden übergreifendes Regenerat von eher weiterer Struktur. Ventral setzte die Heilung später ein. Tendenziell wurde ventral ein spärliches Regenerat mit engerer Struktur gebildet. Im Verlauf der Beobachtung glich sich die Dichte zwischen dorsal und ventral zunehmend aus (Röntgen, Makroradiographie), Strukturunterschiede bestanden jedoch weiter (Mikroradiographie). Die ventral ungünstigere Osteogenese als dorsal kann durch ventral verminderte Vaskularisation sowie das zusätzliche Kortikotomietrauma erklärt werden.

Unter guten biologischen Voraussetzungen (Hauptgruppe) wurde die Knochenmasse (bone mass, quantitatives CT) des Regenerates weitgehend während der Distraktionsphase angelegt und entsprach derjenigen der nichtoperierten Gegenseite. Bei schlechteren biologischen Voraussetzungen (Pilotgruppe) war die Knochenmasse des Regenerates zum Untersuchungszeitpunkt im Vergleich zur Kontrollseite vermindert. Bei fortschreitender Heilung des Regenerates nahm dessen Dichte, Mineralisation und Struktur zu. Die Mineralisation (quantitatives CT) war zum frühen Zeitpunkt bei langen Regeneraten geringer als bei kurzen, zum späten Zeitpunkt in beiden Gruppen jedoch nahezu gleich.

Die externen Transportkräfte zum Segmenttransport stiegen stetig bis auf 300–350 N und lagen für kleine Defekte nur gering unter den Werten für große. Bei großen Defekten zeigten die Kurven der Transportkräfte in der zweiten Hälfte ein Plateau, um dann erneut anzusteigen. Die Verminderung der regeneratinternen Kräfte bei langen Transportstrecken kann mit vorübergehend verminderter Mineralisation und verringertem Querschnitt des Regenerates während der Distraktion erklärt werden.

Eine hohe Biegefestigkeit (90–100%) des Regenerates im Vergleich zur nichtoperierten Seite fand sich erst zum späten Zeitpunkt. Die Zunahme der Dichte (bone density) war gut mit der Zunahme der Steifigkeit zu korrelieren. Hohe Steifigkeit fand sich erst nach Ausgleich der Anteile mit geringer Dichte. Sie ist außerdem durch die primär longitudinal angelegten Strukturen im Regenerat zu erklären sowie durch intensive Verzahnung der kollagenen Fasern zwischen altem Knochen und Regenerat.

Computertomographisch und histologisch bestätigte sich, daß die Osteogenese in der Peripherie des Regenerates begann und nach zentral fortschritt. Entsprechend fanden sich peripher „ältere" Knochenanteile mit höherem Dichteanteil gegenüber jüngeren Knochenanteilen zentral mit geringer Dichte. Die zonalen Dichteunterschiede glichen sich zunehmend aus. Histologisch füllten sich die longitudinalen Zwischenräume sekundär auf. Peripher und später zentral fand sich Remodelling.

Die Qualität der Distraktionsosteogenese am nicht aufgebohrten Marknagel war im Experiment vergleichbar mit derjenigen nach Osteotomie (Durchtrennung der Medullargefäße) am Fixateur externe (Brutscher et al. 1992) und ermöglichte prinzipiell eine gute osteogenetische Aktivität.

Eine klinischer Prototyp zur Segmentverschiebung am Marknagel ist in Entwicklung. Das modulare Konzept besteht aus einem nicht aufgebohrten AO-Verriegelungsnagel zur primären Stabilisierung der Tibia. Zum Segmenttransport kann temporär ein externes Transportsystem ohne Transfixation des Knochens (Pinlessfixateur) angelegt werden. Nach Abschluß des Transportes mit Hilfe eines Drahtzuges wird der temporäre Zugapparat wieder entfernt, der Verriegelungsnagel zur Langzeitprotektion belassen.

Danksagung

Erst die ideelle und tatkräftige Unterstützung vieler hat diese Untersuchungen und die Erstellung der Habilitationsschrift ermöglicht.

Hierfür möchte ich mich ganz herzlich bedanken bei

Herrn Prof. Dr. L. Schweiberer, meinem hochverehrten akademischen und chirurgischen Lehrer, für sein Vorbild, seine Stimulation, seine Unterstützung und den Impetus.

Herrn Prof. Dr. S. M. Perren, der die Aufnahme des Projektes im Labor für experimentelle Chirurgie in Davos ermöglichte. Als hochverehrter wissenschaftlicher Mentor hat er die Arbeit wesentlich geprägt und vertieft. Seine breite und herzliche Unterstützung hat das Projekt bis zum Schluß getragen.

Herrn PD Dr. S. Kessler, der mir die Mitarbeit in der tierexperimentellen osteologischen Forschung ermöglichte, die Idee entwerfen half, die Anträge bei der DFG unterstützte und die Zusammenarbeit mit dem experimentellen Labor in Davos initiierte.

Herrn PD Dr. R. Brutscher für die Starthilfe bei der Planung und Durchführung der Experimente sowie für seine anhaltende Beratung und Unterstützung.

Erst die Freistellung von der klinischen Arbeit und erst das Labor für experimentelle Chirurgie in Davos mit all seinen nahen und weiteren Mitarbeitern ermöglichte die Realisation.

Ganz herzlich bedanken möchte ich mich bei

Herrn Dr. Jacques Cordey, der mich ganz wesentlich bei der Planung, bei der technischen Realisation, bei allen physikalischen Problemen, insbesondere aber bei der Auswertung und Interpretation unterstützte.

Herrn Prof. Dr. B. Rahn für seine wertvolle Hilfe bei der Planung und Auswertung.

Den Herren R. Moor, R. Senn, M. Klebl, B. Dicht, Frau Vreni Geret, Frau Dr. R. Vogel und vielen anderen, die nicht genannt werden können.

Herrn Marco Predieri und Frau Petra Römer für die Hilfe bei den Operationen und im Tierstall.

Den Herren August und Urban Lanker sowie Carmelo Granvillano für die gewissenhafte und liebevolle Tierpflege.

Frau Elena Rampoldi hat dankenswerterweise die histologische Aufarbeitung durchgeführt.

Bei der Auswertung wurde ich unterstützt u.a. durch Frau Marianne Schiffl-Deiler und Herrn Joachim Brechtelsbauer. Danken möchte ich auch den Doktoranden Frau Regula Landolt (ISOTOM) sowie Herrn Stefan Kochinke (Histologie).

Graphische und photographische Arbeiten wurden von Frau C. Güntensberger, Herrn E. Omerbegovic, Frau J. Wiktorin, Frau E. Stauß und den Herren P. Pruy und H. v. Mankowski durchgeführt.

Die Herren R. Frigg, G. Scandella und Mitarbeiter haben die Entwicklung der Prototypen kreativ und geschickt vorangebracht.

Das Manuskript und das Layout haben dankenswerterweise Frau R. Brodel und Herr J. Brechtelsbauer bearbeitet.

Für die finanzielle Unterstützung ist der Deutschen Forschungsgemeinschaft (Br1007/1–1,2–1) sowie der AO/ASIF Foundation zu danken.

Danken möchte ich besonders meinen lieben Eltern, die mir das Studium der Medizin ermöglichten und die Voraussetzungen zum Arztsein schufen.

Nicht zuletzt und ganz besonders möchte ich mich bei meiner lieben Frau bedanken, die mir von Anfang an den Freiraum zur experimentellen Forschung einräumte, mich tausendfach unterstützte, dabei beruflich und privat zurücksteckte und auf eigene Chancen verzichtete.

Folgende Programme aus dem Labor für experimentelle Chirurgie, Davos, und aus der Chirurgischen Klinik Innenstadt der Universität München wurden zur Erstellung dieser Arbeit verwendet:

RS/1, BBN Softproduct Corporation
Word 5.5, Microsoft
Windows 3.0, Microsoft
Excel 3.0, Microsoft
Charisma 2.1, Micrografx
Pagemaker 4.0, Aldus Corporation
Stratgraphics 4.0, STSC, Inc.
35 mm Express 4.1, Business and Professional Software, Inc.

Literatur

Abbott LC (1927) The operative lenghtening of the tibia and fibula. J Bone Joint Surg 9:128–152

Abbott LC, Saunders JB (1939) The operative lenghtening of the tibia and the fibula. A preliminary report on the further development of the principles and technique. Ann Surg 110:961–991

Aebi M, Regazzoni P, Perren SM, Schwarzenbach C (1985) Free vascularized allografts of bone segments with immuno suppression by cyclosporine. Trans Orthop Res Soc 10:288

Allan FG (1951) Leg-lengthening. Br Med J 1:218–222

Anderson R (1936) Femoral bone lengthening. Am J Surg 31:479–483

Anderson WV (1952) Leg-lengthening. J Bone Joint Surg [Br] 34:150

Aronson J (1992) Mechanical forces generated during distraction osteogenesis. The International Society for Fracture Repair, Strasbourg

Aronson J, Harp JH (1990) Factors influencing the choice of external fixation for distraction osteogenesis. Instr Course Lect 34:175–183

Aronson J, Harrison BH, Stewart CL, Harp JH (1989) The histology of distraction osteogenesis different external fixators. Clin Orthop 241:106–116

Aronson J, Good B, Stewart C, Harrison B, Harp J (1990) Preliminary studies of mineralization during distraction osteogenesis. Clin Orthop 250:43–49

Babin SR, Katzner M, Vidal Ph, Simon P, Kempf JF, Keiling R, Schvingt E (1987) Résection-reconstruction diaphysaire femoralé par allogreffe massive fixée par clou médullaire verrouillé. Rev Chir Orthop 73:25–29

Barr JS, Ober FT (1933) Leg-lengthening in adults. J Bone Joint Surg 15:674–678

Bassett CAL (1971) Biophysical principles affecting bone structure. In: Bourne GH (ed) The biochemistry and physiology of bone, vol III. Academic Press, New York

Bassett CAL, Hermann I (1961) Influence of oxygen concentration and mechanical factors in differentiation of connective tissues in vivo. Nature 190:460

Baumann F, Harms J (1977) Der Verlängerungsnagel. Arch Orthop Unfallchir 90:139–146

Berg PA van de (1973) Zur Frage der Blutversorgung des Knochens nach Marknagelung und Verplattung. Bruns Beitr Klin Chir 220:103–109

Bertrand P (1951) Technique d'allongement du fémur dans les grands raccourcissements. Rev Chir Orthop 37:530–533

Betz A, Baumgart R, Schweiberer L (1990) Erstes voll implantierbares intramedulläres System zur Kallusdistraktion – Marknagel mit programmierbarem Antrieb zur Beinverlängerung und Segmentverschiebung. Chirurg 61:605–609

Bier A (1923) Über Knochenregeneration, über Pseudarthrosen und über Knochentransplantate. Arch Klin Chir 127:1–136

Binderman I, Shimshoni Z, Somjen D (1984) Biochemical pathways involved in the translation of physical stimulus into biological message. Calcif Tissue Int 36:82–85

Blount WP, Clarke GR (1949 Control of bone growth by epiphyseal stapeling. J Bone Joint Surg [Am] 31:464

Bost FC, Larsen LJ (1956) Experiences with lengthening of the femur over an intramedullary rod. J Bone Joint Surg [Am] 38:567–584

Brookes M (1971) The blood supply of bone. Butterworths, London

Brunner U (1988) Experimente am Marknagel, wissenschaftliche Grundlagen. 48. AO-Kurs, Fortgeschrittene Osteosynthesetechnik, Davos, 4.–9.12.1988

Brunner U, Kessler S, Mandelkow H, Deiler S, Hallfeldt K, Schweiberer L (1988) Die Überbrückung langstreckiger Schaftdefekte der Tibia am Verriegelungsnagel durch Spongiosatransplantation bzw. Pyrost. Tierexperimentelle Studie am Schaf. In: Hackenbroch MH, Refior HJ, Wirth CJ (Hrsg) Knorpel-Knochentransplanatation. Thieme, Stuttgart

Brunner U, Kessler S, Cordey J, Rahn B, Schweiberer L, Perren SM (1990) Defektbehandlung langer Röhrenknochen durch Distraktionsosteogenese (Ilizarov) und Marknagelung. Unfallchirurgie 93:244–255

Brutscher R (1989) Die Behandlung ausgedehnter Defekte an langen Röhrenknochen durch Segmentverschiebung. Habilitationsschrift, Ludwig-Maximilians-Universität, München

Brutscher R, Rüter A, Rahn B, Perrsen SL (1992) Die Bedeutung der Kortikotomie oder Osteotomie bei der Kallusdistraktion. Chirurg 2:124–130

Bruger EH, Veldhuijzen JP, Nulend JK, Van Loon JJ (1989) Osteocalstic invasion and mineral resorption of fetal mouse long bone rudiments are inhibited by culture under intermitted compressive force. Connect Tissue Res 20:131–141

Center of Infectious Diseases (1988) Transmission of HIV through bone transplantation: Case report and public health recommendations. MMWR 37:597–559

Center of Infectious Diseases (1989) Bone transplant recipient found positive to AIDS. AORN J 49:732

Chambers JM, Cleveland WS, Kleiner B, Tukey PA (1983) Graphical methods for data analysis. Wadsworth & Brooks/Cole, Pacific Grove, California

Codivilla A (1905) On the means of lengthening, in the lower limbs, the muscles and tissues which a shortened through deformity. Am J Orthop Surg 2:353

Coleman SS, Noonan TD (1967) Anderson's method of tibial lengthening by percutaneous osteotomy and gradual distraction. J Bone Joint Surg [Am] 49:263–279

Coleman SS, Stevens PM (1978) Tibial lengthening. Clin Orthop 136:92–104

Compere EL (1936) Indications for and against the leg-lengthening operation. J Bone Joint Surg 18:692–705

Cordey J, Perren SM (1982) Etudes des propriétes des os longs à l'aide du tomographe axial. Helv Chir Acta 49:71–75

Delloye C, Nayer de P, Allington N, Munting E, Coutelier AL, Vincent A (1988) Massive bone allografts in large skeletal defects after tumor surgery: A clinical and microradiographic evaluation. Arch Orthop Trauma Surg 107:31–41

Delloye C, Delefortrie G, Noel H, Coutelier L (1989) Histogenesis of bone regenerate formation in lengthened cortical bone. Trans Orthop Res Soc:565

Delloye C, Delefortrie G, Coutelier AL, Vincent A (1990) Bone regenerate formation in cortical bone during distraction lengthening. Clin Orthop 250:34–42

Eitel F, Schweiberer L (1983) Die Spogiosaplastik beim chronisch posttraumatischen Knochendefekt unter ausreichender Weichteildeckung. Orthopäde 12:183–192

Elsasser U (1977) Quantifizierung der Spongiosadichte an Röhrenknochen mittels Computertomographie. Inaugural-Dissertation, E. T. H. Zürich

Fischenko TJ, Udarlova GF (1973) Die Dynamik der reprativen Regeneration von Knochen nach der Verlängerung mit der Methode der Distraktions-Epiphyseolyse. Acta Chir Plast 15:133–137

Freiberg AH (1912) Codvilla's method of lengthening the lower extremity. Surg Gynecol Obstet 14:614–617

Frost HM (1987) Bone „mass" and the „mechanostat": A proposal. Anat Rec 219:1–9

Giebel G (1991) Resektionsdébridement am Unterschenkel mit kompensatorischer Kallusdistraktion. Unfallchirurg 94:401–408

Glantz SA (1989) Primer of biostatistics. McGraw-Hill, New York St. Louis San Fancisco

Götz J, Schellmann WD (1975) Kontinuierliche Verlängerung des Femur bei intramedullärer Stabilisierung. Arch Orthop Unfallchir 82:305–310

Haas SL (1958) Stimulation of bone growth. [AM] Surg 95:125

Harms J, Berg PA van de (1975) Die venöse Drainage des langen Röhrenknochens nach Aufbohrung und Marknagelung. Arch Orthop Unfallchir 82:93–99

Harnach Z, Michek J (1985) Une nouvelle technique d'allongement du fémur. Rev Chir Orthop 71:409

Hauch S, Simon M, Franke J (1991) Zur Histologie der Knochenneubildung bei der Beinverlängerung nach der Ilizarov-Methode. In: Ittel TH, Siebert HG, Matthiaß HH (Hrsg) Aktuelle Aspekte der Osteologie. Springer, Berlin Heidelberg New York

Hayes T (1991) Biomechanics of medullary nailing. 55th AO Course „hands on", Davos

Hente R, Cheal EJ, Hagerty T, Perren SM (1991) Diffentiation of repair tissue under controlled strain gradients. Proc. 37th ORS:479

Hutter MJ (1987) Untersuchungen zur kausalen Histogenese bei der kontinuierlichen diaphysären Verlängerungsosteotomie: Inaugural-Dissertation, Universität Freiburg

Ilizarov GA (1989a) The tension-stress effect on the genesis and growth of tissues. Part I: The influence of stability of fixation and soft tissue preservation. Clin Orthop 238:249–281

Ilizarov GA (1989b) The tension-stress effect on the genesis and growth of tissues. Part II: The influence of the rate and frequency of distraction. Clin Orthop 239:263–285

Ilizarov GA (1990) Clinical application of the tension-stress effect for limb lengthening. Clin Orthop 250:8–26

Ilizarov GA (1992) Transosseous osteosynthesis. Springer, Berlin Heidelberg New York

Jani L (1975a) Die Distraktionsepiphyseolyse. Tierexperimentelle Studie zum Problem der Beinverlängerung, Teil I. Z Orthop 113:189–198

Jani L (1975b) Die Distraktionsepiphyseolyse, Teil II. Z Orthop 113:199–208

Jenkins HR, Cheng DHG, Hodgson AR (1975) Stimulation of bone growth by periosteal stripping, a clinical study. J Bone Joint Surg [Br] 57:482–484

Jupiter JB, Bour CG, May JW (1987) Reconstruction of defects in the femoral shaft with vascularized transfer of fibular bone. J Bone Joint Surg [Am] 69:365–374

Kawamura B, Hosono S, Takahashi T, Yano T, Kobayashi Y, Shibata N, Shinoda Y (1968) Limb lengthening by means of subcutaneous osteotomy. J Bone Joint Surg [Am] 50:851–878

Kawamura B, Hosono S, Takahashi T (1981) The principles and technique of limb lengthening. Int Ortop 5:69–83

Kenwright J. Cunningham JL (1988) In vivo mechanical response of the human growth plate to distraction closed to skeletal maturity. Proc 6th Meeting Eur Soc Biomech 32-A

Kenwright J, Spriggins AJ, Cunningham JL (1990) Response of the growth plate to skeletal maturity. Clin Orthop 250:61–72

Kirchhofer MP (1988) Feste Phantome auf Kalzium-Phosphat-Basis zur computertromographischen Densitometrie von Knochen. Inaugural-Dissertation, Universität Bonn

Klein MPM (1990) Aufbohren oder nicht aufbohren? Zirkulationsstörungen durch Marknagelung an der Hundetibia. Inaugural-Dissertation, Universität Basel

Klein-Nulend J, Veldhuijzen PG, de Jong M, Burger EH (1987) Increased bone formation and decreased bone resorption in fetal mouse valcaria as a result of intermittent compressive force in vitro. Bone Miner 2:441–448

Kojimototo H, Yasui N, Goto T, Matsuda S, Shimomura Y (1988) Bone lengthening in rabbits by callus distraction, the role of periosteum and endosteum. J Bone Joint Surg [Rb] 70:543–549

Kojimoto H, Yasui N, Sasaki K, Kitada A, Shimizu H, Shimomura Y (1989) Blood supply during experimental bone lengthening by callus distraction, a microangiographic study. Trans Orthop Res Soc:564

Krompecher S (1937) Die Knochenbildung. Fischer, Jena

Küntscher RG (1986) Praxis der Marknagelung, 2. Aufl. Karger, Germering

Kummer B (1985) Kausale Histogense der Gewebe des Bewegungsapparates und funktionelle Anpassung. In: Staubesand J (Hrsg) Anatomie, 1. Bd. Urban & Schwarzenberg, München, Wien Baltimore

Kunze K, Hofmann D, Hild P (1986) Verlaufsbeobachtung nach Wiederaufbau großer Röhrenknochen bei langstreckigen Defekten. In: Blauth W, Ulrich HW (Hrsg) Spätergebnisse in der Orthopädie. Springer, Berlin Heidelberg New York

Langenbeck B von (1869) Ueber krankhaftes Längenwachsthum der Röhrenknochen und seine Verwerthung für die chirurgische Praxis. Berl Klin Wochenschr 6, 26:265–270
Lavini F, Renzi-Brivio L, de Bastiani G (1990) Psychologic, vascular, and physiologic aspects of lower limb lengthening in achondropalstics. Clin Orthop 250:138–142
Leong JCY, Ma RYP, Clark JA, Cornish LS, Yau ACM (1979) Viscoelastic behavior of tissue in leg lengthening by distraction. Clin Orthop 139:102–109
Lexer E (1924) Die freien Transplantationen, II. Teil. Enke, Stuttgart (Neue deutsche Chirurgie 26-B)
Magnuson PB (1913) Lengthening shortened bones of the leg by operation. Surg Gynecol Obstet 17:63–71
Mankin JH, Doppelt S, Tomford W (1983) Clinical experience with allograft implantation. Clin Orthop 174:69–85
Marks S, Popoff SN (1988) Bone cell biology: The regulation of development, structure, and function in the skeleton. Am J Anat 183:1–44
Mayer H, Scutt A, Wingender E (1992) Differenzierung von knochenbildenden Zellen: Systeme und Regulatoren. Z Orthop 130:276–284
Melka J, Vidal J (1982) Vascularized versus conventional bone grafts in the treatment of bone loss of extremities. In: Uhthoff HK (ed) Current concepts of external fixation of fractures. Springer, Berlin Heidelberg New York
Miyajima K (1990) Effects of periodic tension on osteoblast – like cells for cell differentiation and alkaline phosphatase activity. Nippon Kyosei Shika Gakkai Zasshi 49:226–236
Mohan S, Baylink DJ (1991) Bone growth factors. Clin Orthop 263:30–48
Monticelli G, Spinelli R (1981) Distraction epiphysiolysis as a method of limb lengthening. Clin Orthop 154:274–285
Monticelli G, Spinelli R (1983) Leg-lengthening by closed metaphyseal corticotomy. Ital J Orthop Traumatol 9:139–150
Moore JB, Mazur JM, Zehr D, Davis PK, Zook EG (1984) A biomechanical comparison of vascularized and conventional autogenous bone grafts. Plast Reconstr Surg 73:382
Müller ME, Allgöwer RM, Schneider R, Willenegger H (1991) Manual of internal fixation. Springer, Berlin Heidelberg New York Tokyo
Murray DW, Rusthon N (1990) The effect of strain of bone cell prostaglandin E2 release: a new experimental method. Calcif Tissue Int 47:35–39
Nusbickel FR, Dell PC, McAndrew MP, Moore MM (1989) Vascularized autografts for reconstruction of skeletal defects following lower extremity trauma. Clin Orthop 253:65–70
Pablos J de, Canadell J (1990) Epxerimental physeal distraction in immature sheep. Clin Orthop 250:73–80
Pablos J de, Villas C, Canadell J (1986) Bone lengthening by physeal distraction. An experimental study. Int Orthop 10:163–170
Paley D (1990a) Problems, obstacles, and complications of limb lengthening by the Ilizarov technique. Clin Orthop 250:81–104
Paley D (1990b) Treatment of tibial non-union and bone loss with the Ilizarov technique. Instr Course Lect 34/23:185–197
Paley D, Catagni MA, Argnani F, Villa A, Benedetti GB, Cattaneo R (1989) Ilizarov treatment of tibia non-unions with bone loss. Clin Orthop 241:146–165
Pauwels F (1959) Eine neue Theorie über den Einfluß mechanischer Reize auf die Differenzierung der Stützgewebe. Z Anat Entwicklungsgesch 121:478
Pauwels F (Hrsg) (1965) Grundriß der Biomechanik der Frakturheilung. In: Gesammelte Abhandlungen zur funktionellen Anatomie des Bewegungsapparates. Springer, Berlin Heidelberg New York
Perren SM (1991) Basic aspects of internal fixations. In: Müller ME, Allgöwer M, Schneider R, Willenegger H (eds) Manual of internal fixation. Springer, Berlin Heidelberg New York Tokyo
Perren SM, Klaue K (1991) Von der Schienung zur Kompression – oder – wie sehr sind wir an der primären Knochenheilung interessiert? In: Wolter D, Zimmer W (Hrsg) Die Platten-

osteosynthese und ihre Konkurrenzverfahren. Springer, Berlin Heidelberg New York Tokyo, S 9–20

Perren SM, Rahn BA (1978) Biomechanics of fracture healing. I. Historical review and mechanical aspects of internal fixation. Orthop Surv 2:108–143

Pesch JH, Wagner H (1974) Hostomorphologische Befunde der Knochenregeneration unter Distraktion bei der diaphysären Verlängerungsosteotomie. Verh Dtsch Ges Pathol 58:305–308

Pesch JH, Günther CC, Strauß HJ (1980) Die diaphysäre Verlängerungsosteotomie an Katzenfemura. Histomorphologische Untersuchungen zur Kallusbildung. Z Orthop 118:768–780

Pflüger G, Rahn BA, Fischerleitner F, Thoma H, Wolner Ch (1976) Knöcherne Auffüllung des Distraktionsspaltes bei Beinverlängerung. Arch Orthop Unfallchir 86:45–60

Phemister DB (1935) Bone growth and repair. Ann Surg 102:261

Price CT, Cole JD (1990) Limb lengthening by Callotasis for children and adolescents. Clin Orthop 250:105–111

Putti V (1921) The operative lengthening of the femur. JAMA 77:934–935

Rahn BA (1976) Die polychrome Sequenzmarkierung. Habilitationsschrift, Albert-Ludwigs-Universität Freiburg

Rahn BA, Pflüger G, Fischleitner F (1978) Die Verlängerung von Röhrenknochen, Morphologischer Ablauf. Acta Chir Aust 5:119–123

Raschke M, Oedekoven G, Claudi B (1991) Die Behandlung großer Knochendefekte durch Segmentverschiebung über ungebohrte Marknägel – Vorstellung des „Monorail"-Verfahrens an der Tibia und am Femur. 6. Dtsch-Österr-Schweiz Unfalltagung, Wien, 1991, Kurzfassung der Referate. Demeter, Gräfeling

Ravesloot JH, Ypey DL, Vrijheid-Lammers T, Nijweide PJ (1989) Voltage activated K^+ conductances in freshly isolated embryonic chicken osteoclasts. Proc Natl Acad Sci USA 86:6821–6825

Rezaian SM (1976) Tibial lengthening using a new extension decive. J Bone Joint Surg [Am] 58:239–243

Rezaian SM, Abtahi M (1986) A simple and save technique for tibial lengthening. Clin Orthop 207:216–222

Rhinelander FW (1968) The normal microcirculation of diaphyseal cortex and its response to fracture. J Bone Joint Surg [Am] 50:784

Rhinelander FW (1974) Tibial blood supply in relation to fracture healing. Clin Orthop 105:34

Rhinelander FW (1987) The vascular response of bone to internal fixation. In: Browner BD, Edwards CC (eds) The science and practice of intramedullary nailing. Lea & Febiger, Philadelphia, pp 25–59

Rhinelander FW, Phillips RS, Steel WM, Beer JC (1968) Microangiography in bone healing. II Displaced closed fractures. J Bone Joint Surg [Am] 50:643

Ring PA (1958) Experimental bone lengthening by epiphyseal distraction. Br J Surg 46:169

Romeis ... (1989) Histologie. In: Böck P (Hrsg) Mikroskopische Technik, 17. Aufl. Urban & Schwarzenberg, München Wien Baltimore

Roux W (1895) Gesammelte Abhandlungen. .... Leipzig

Rubin CT, Lanyon LE (1984) Regulation of bone formation by applied dynamic loads. J Bone Joint Surg [Am] 66:397–402

Rubin CT, Lanyon LE (1987) Osteoregulatory nature of mechanical stimuli: function as a determinant for adaptive remodeling in bone. J Orthop Res 5:300–310

Ruegsegger P, Niederer P, Anliker M (1974) An extension of clasical bone mineral measurement. Ann Biomed Eng 2:194–205

Rüter A, Brutscher R (1988) Die Behandlung ausgedehnter Knochendefekte am Unterschenkel durch Verschiebeosteotomie nach Ilizarov. Chirurg 59:357–359

Rüter A, Brutscher T (1989) Die Ilizarov-Kortikotomie und Segmentverschiebung zur Behandlung großer Tibiadefekte. Operat Orthop Traumatol 1:80–89

Schenk RK, Olah AJ (1980) Histomorphometrie. In: Schwiegk H (Hrsg) Handbuch der Inneren Medizin, 6. Bd, Teil I, 5. Aufl. Springer, Berlin Heidelberg New York, S 437–497

Schenk RK, Willenegger HR (1977) Zur Histologie der primären Knochenheilung. Unfallheilkunde 80:155–160
Schuind F, Burny F, Quintin J, Potaznik A, Pasteels JL (1989) Single stage reconstruction of large tibial defect using a free vascularized osteomyocutaneous ulnar transfer. Int Orthop 13:239–245
Schweiberer L (1970) Experimentelle Untersuchungen von Knochentransplantaten mit unveränderter und mit denaturierter Knochengrundsubstanz. Hefte Unfallheilkd 103:1–170
Schweiberer L, Berg A van de, Dambe LT (1970) Das Verhalten der intraossären Gefäße nach Osteosynthese der frakturierten Tibia des Hundes. Therapiewoche 20:1330
Scheiberer L, Stützle H, Mandelkow HK (1989) Bone transplantation. Arch Orthop Trauma Surg 109:1–8
Seibold R, Eitel F, Waldner H, Brunner U, Hagens G von (1991) Neuartige Anwendung der Plastination in der Knochenhistologie. Unfallchirurg 94:624–633
Sevitt S (1981) Bone repair and fracture healing in man. Churchill Livingstone, Edinburgh London Melbourne New York
Shearer JR, Roach HI, Parsons SW (1992) Histology of a lengthened human tibia. J Bone Joint Surg [Br] 74:39–44
Shen X, Aronson J, Badger TM (1992) A rat model for the study of lim lengthening. Trans Orthop Res Soc 15
Skerry TM, Bitensky L, Chayen J, Lanyon LE (1988) Loading related reorientation of bone proteglykan in vivo. Strain memory in bone tissue? J Orthop Res 6:547–551
Spriggins AJ (1987) Effects of distraction loads on the growth plate of the tibia: An experimental study. Orthop Trans 11:413–414
Stockwell RA (1987) Structure and function of the chondrocyte under mechanical stress. In: Helminen HJ, Kiviranta J, Tammi M, Säämäänen A, Paukonen K, Jurvelin J (eds) Joint loading Biology and health of articular structures. Wright, Bristol
Stürmer KM, Schuchardt W (1980) Neue Aspekte der gedeckten Marknagelung und des Aufbohrens der Markhöhle im Tierexperiment. Unfallheilkunde 83: 346–352
Sveshnikov AA, Smotrova LA, Mingazova MI et al. (1984) Nuclear methods in the evaluation of functional condition of the limb in compression-distraction osteosynthesis using Ilizarovs method. Abstr 1st Internat Symposium, Kurgan 1983. Medi Surgical Video Publications, Milano
Tajana GF, Morandi N, Zembo MM (1989) Osteogenesis according to the Ilizarov technique in man. Trans Orthop Res Soc 566
Thielemann FW, Schmidt K, Koslowski L (1983) Neue Aspekte in der Behandlung größerer Knochendefekte. Akt Traumatol 13:115–119
Thompson TC, Straub LR, Campbell RD (1954) An evaluation of femoral shortening with intramedullary nailing. J Bone Joint Surg [Am] 36:43–56
Tomeno B, Gerber Ch (1987) Le résections-reconstructions diaphysaires des grands os des membres en pathologie tumorale. Rev Chir Orthop 73:131–136
Urist MR (1965) Bone formation by autoinduction. Science 150:893–899
Wagner H (1971) Operative Beinverlängerung. Chirurg 6:260–266
Wagner H (1978) Operative lengthening of the femur. Clin Orthop 136:125–142
Wasserstein I, Havico T (1975) Die geschlossene Distraktions-Epiphyseolyse. Methodologische Empfehlungen. Ministerium für Gesundheit der Lettischen SSR, Riga, S 1–24
Wasserstein I, Correl J, Niethard FU (1986) Die geschlossene Distraktionsepiphyseolyse zur Beinverlängerung und Beinachsenkorrektur bei Kindern. Z Orthop 124:743–750
Webster SS (1988) The skeletal tissues. In: Weiss H (ed) Cell and tissue biology, 6th edn. Urban & Schwarzenberg, München Wien Baltimore
Weiland AJ, Weiss AP, Morre JR, Tolo VT (1990) Vascularized fibula grafts in the treatment of congenital psuedarthrosis of the tibia. J Bone Joint [Am] 72:654–662
Weller S (1990) 50 Jahre Marknagelung nach Gerhard Küntscher. Dtsch Ges Chir Mitteil 3:21–28
Westin GW (1967) Femoral lenghtening using a periosteal sleeve. J Bone Joint Surg [Am] 49:836–854

White SH, Kenwright J (1990) The time of distraction of an osteotomy. J Bone Joint Surg [Br] 72:356–361

Wlodarski KH (1989) Normal and heterotopic periosteum. Clin Orthop 241:265–277

Wolfson N, Hearn TC, Thomason JJ, Armstrong PF (1990) Force and stiffness changes during Ilizarov leg-lengthening. Clin Orthop 250:58–60

Sachverzeichnis